Manual de laboratorio de microbiología para el diagnóstico de infecciones gastrointestinales

Manual clínico y técnico de ayuda al diagnóstico
microbiológico de las diarreas infecciosas

Mª José López García, Marta Cárdenas Povedano,
Antonia Osuna Molina

Revisado por: José Miguel Aguilar Benítez

1ª edición © 2012 OmniaScience (Omnia Publisher SL)

www.omniascience.com

DOI: http://dx.doi.org/10.3926/oss.3

ISBN versión on-line: 978-84-695-3803-6

ISBN versión impresa: 978-84-940234-2-2

DL: B-18939-2012

Diseño portada y contraportada: OmniaScience

Fotografía portada: © Kts | Dreamstime.com

Impreso por Createspace.

Índice

Índice de tablas

Índice de ilustraciones

Presentación

Las diarreas producidas por infecciones gastrointestinales son muy frecuentes y presentan una mayor morbilidad y mortalidad en niños, ancianos y personas inmunodeprimidas. Además, dependiendo de la epidemiología con la que cursen pueden llegar a tener una trascendencia mundial, internacional, o restringida a determinadas comunidades: las condiciones socioeconómicas de los países en vías de desarrollo propician la elevada incidencia de la diarrea infantil; las exportaciones alimentarias pueden dar lugar a toxiinfecciones alimentarias de repercusión internacional; los crecientes movimientos de la población por el turismo y la emigración, están favoreciendo las frecuentes diarreas del viajero y las emergentes parasitosis importadas; y el aumento de individuos inmunodeprimidos y número de hospitalizaciones, hacen que la diarrea en pacientes VIH positivos y la diarrea relacionada con el hospital, sean patologías preocupantes de la actualidad.

En cuanto al Laboratorio de Microbiología, el hecho de que la gran mayoría de los procedimientos sean manuales hace que se requieran habilidades técnicas y estén siempre sujetos a la interpretación subjetiva del facultativo. Por otra parte, los métodos de diagnóstico directo en microbiología están experimentando un gran avance hacia una mayor rapidez, y eficiencia.

El objetivo de este manual es actualizar los conocimientos clínicos, analíticos y técnicos, y adiestrar en los procedimientos de diagnóstico microbiológico de las infecciones gastrointestinales productoras de diarreas, con el fin último de disminuir la morbilidad y mortalidad asociadas y los costes derivados de ellas.

Va dirigido al personal en formación y a profesionales del ámbito sanitario, principalmente del laboratorio (técnicos y facultativos) pero también a los clínicos (médicos y enfermeros). Recorre por tanto las áreas asistenciales de atención primaria (medicina comunitaria y pediatría) y especializada (medicina digestiva e interna) toma de muestras, y las distintas áreas del laboratorio de microbiología.

Para la elaboración del manual nuestro grupo de trabajo ha realizado una revisión completa y actualizada de las diarreas infecciosas sobre la que ha desarrollado unos Procedimientos de Laboratorio de Microbiología de forma detallada y esquematizada, de cada uno de los pasos del proceso analítico: toma de muestras y recepción, procesamiento e informe de laboratorio.

Abril 2012

Capítulo 1

Flora digestiva normal

El aparato digestivo es la región más colonizada del organismo. El número y tipo de microorganismos presentes, varía de acuerdo con las diferentes localizaciones y la función de cada tramo digestivo.

A continuación se menciona la importancia que tiene la flora normal del intestino. En primer lugar, es de destacar que determina el desarrollo correcto de la mucosa intestinal; además interviene en el metabolismo de sustancias como el ácido fólico, la biotina y las vitaminas B12, K y E. también favorece la producción de Ig A y contribuye a la inmunotolerancia, dado que constituye un importante estímulo antigénico. Las bacterias que forman la flora normal del intestino cumplen un rol importante en la constitución del ciclo enterohepático de algunos fármacos. También tiene efecto de barrera, porque al ocupar nichos ecológicos impide el establecimiento de otras bacterias potencialmente patógenas. Este fenómeno se conoce como interferencia bacteriana. Las bacteriocinas son sustancias segregadas por las bacterias normales.

Cabe mencionar que la flora normal del aparato digestivo interviene en infecciones oportunistas o endógenas en circunstancias como: obstrucciones mecánicas y perforaciones del aparato digestivo. En este caso, los microorganismos pasan al peritoneo causando una enfermedad grave. Por otra parte, varios factores, entre los que se encuentra el estrés y el uso de antibióticos, pueden alterar la flora autóctona del colon y ocasionar una pérdida del equilibrio entre microorganismos de la flora intestinal, que condiciona el crecimiento desmedido de cepas potencialmente patógenas.

1.1 Estómago

En condiciones fisiológicas y sin alimentos, el pH gástrico es extremadamente ácido, aproximadamente de 2; con los alimentos éste aumenta aproximadamente al pH neutro. El pH, el ácido clorhídrico y las enzimas del estómago, hacen que la densidad de bacterias en el estómago sea relativamente baja (<10^3/ml) y se componga de microorganismos de la flora orofaríngea que han sido deglutidos, como los *Streptococcus* α-hemolíticos, los *Lactobacillus sp.*, los cocos anaerobios, la *Cándida sp.*, y otros capaces de resistir el medio ácido. También se plantea que la mayoría de los adultos pueden estar colonizados por *Helicobacter pylori*, microorganismos relacionado con la afecciones pépticas.

1.2 Intestino delgado

En el duodeno se mantiene el pH que limita el crecimiento de microorganismos. El peristaltismo representa un mecanismo importante que mantiene un número bajo de bacterias. La bilis tiene propiedades antimicrobianas que inhibe a muchos microorganismos. Otras sustancias, como la lisozima y la inmunoglobulina A (IgA) secretoria, también contribuyen a mantener un número reducido de bacterias.

La cantidad de bacterias aumenta gradualmente hacia el íleon. En los sectores distales del intestino delgado, la flora normal se asemeja a la colónica. En el íleon terminal se alcanzan concentraciones de 10^6-10^8 bacterias/ml de contenido intestinal, con predominio de anaerobios.

1.3 Intestino grueso

Las bacterias representan aproximadamente el 40% del peso seco de la materia fecal. El aumento del contenido bacteriano probablemente se explica por: disminución del peristaltismo, aumento del pH cercano al fisiológico y disminución del contenido de agua.

Pasando la válvula ileocecal los microorganismos de la flora normal alcanzan concentraciones de 10^7-10^9 bacterias/ml, llegando al máximo en el recto con 10^{12} bacterias/ml.

El colon es el mayor reservorio de microorganismos del cuerpo humano, es el mayor y más complejo ecosistema microbiano del organismo y se estima que en él conviven más de 500 especies de diferentes de bacterias, con predominio de las bacterias anaerobias. Estos corresponden en su mayoría a los géneros *Bacteroides* y *Fusobacterium* entre los bacilos gramnegativos y especies de *Peptostreptococcus*, *Sarcina* y *Veillonella* entre los cocos. Los bacilos grampositivos están representados por especies de *Bifidobacterium*, *Actinomyces*, *Bacillus*, *Lactobacillus* y *Clostridium*. Entre los anaerobios facultativos predominan las entrobacterias siendo *Eschericia coli* la que predomina, seguida de especies de *Klebsiella*, *Proteus*, *Enterobacter* y *Citrobacter*. Entre los cocos grampositivos pueden hallarse especies de *Enterococcus*, *Streptococcus* y *Staphylococcus*.

La adquisición de la flora normal se inicia en el momento del nacimiento, en el recién nacido los microorganismos que inicialmente colonizan el aparato digestivo provienen del periné y de la vagina de la madre. Generalmente se trata de *E. coli, Klebsiella sp*, y especies de *Enterococcus*, más raramente especies de *Clostridium*.

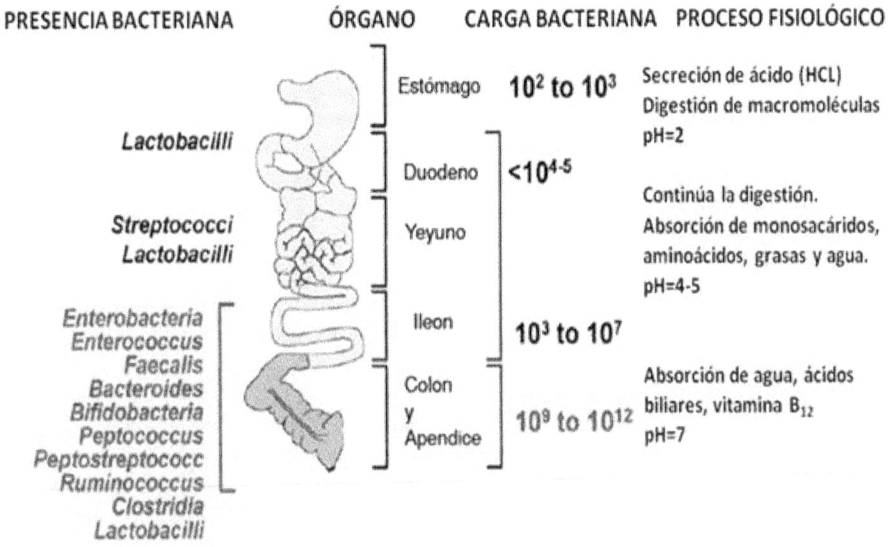

Ilustración 1. Aparato digestivo: flora bacteriana y fisiología

En lactantes alimentados a pecho se aíslan *Bifidobacterium sp*. Con la introducción de la alimentación artificial aumenta el número y la diversidad de los microorganismos normales del intestino. Al año de vida la flora digestiva normal es idéntica a la del adulto.

Capítulo 2

Infecciones gastrointestinales y agentes

etiológicos

Las infecciones agudas del tracto gastrointestinal figuran entre las enfermedades infecciosas más frecuentes, superadas sólo por las infecciones del tracto respiratorio. Aunque muchas veces se trata de un ligero contratiempo en los adultos sanos, un desequilibrio electrolítico puede provocar una deshidratación en las personas con enfermedades de base, en niños y ancianos.

Como concepto, **la diarrea** implica un aumento de la frecuencia y una disminución en la consistencia de las deposiciones. En niños menores de 2 años, la OMS define la diarrea como la producción de tres o más deposiciones líquidas o semilíquidas en 12 horas, o de al menos una con sangre, mucus o pus. Tiene habitualmente un origen infeccioso: bacteriano, viral o parasitario. Involucra muchas veces alteraciones funcionales o inflamatorias a nivel intestinal, con frecuente repercusión gástrica, configurando una gastroenteritis. Estas afecciones tienen habitualmente un origen exógeno, con excepción de algunas formas de diarrea postantibióticoterapia.

La diarrea infecciosa puede presentarse de modo agudo o crónico si dura 14 días o más. En términos generales es una entidad frecuente y habitualmente benigna: la letalidad es baja y se presenta sobre todo en pacientes debilitados (niños, desnutridos, inmunodeprimidos).

2.1 Clínica

Las manifestaciones clínicas más destacadas de las gastroenteritis son fiebre, vómitos, dolor abdominal y diarrea moderada a intensa.

Según el tipo de diarrea y patogenia se clasifican en dos síndromes, causados por distintos agentes etiológicos (Tabla 1).

2.1.1 Diarrea acuosa

Proceso citopático u osmótico

- *E. coli* enteropatógena (ECEP) se adhiere al epitelio intestinal ocasionando un acortamiento de las microvellosidades.

- Los virus implicados en las diarreas (rotavirus, adenovirus, sapovirus, norovirus y astrovirus) producen atrofia de las vellosidades del intestino delgado y menor superficie de absorción del epitelio. El rotavirus posee la proteína NSP4 que tiene actividad de enterotoxina y su rol al parecer sería importante al comienzo de la enfermedad.

- Los coccidios producen una diarrea de naturaleza osmótica por parasitación y destrucción de las células epiteliales del intestino delgado, ocasionando un incremento de la secreción. Además existe un aumento en la permeabilidad intracelular y procesos inflamatorios con eosinofilia.

- La microsporidiosis intestinal ocasiona una diarrea crónica acuosa. La invasión intestinal se inicia con la entrada de los esporoplasmas en los enterocitos, principalmente del intestino delgado. El ciclo evolutivo se va repitiendo en nuevas células que se van infectando. Se presentan células inflamatorias, principalmente macrófagos, evolucionando las lesiones hacia granulomas.

- *Giardia* actúa de forma mecánica sobre la mucosa del intestino delgado, principalmente del duodeno y yeyuno, mediante fijación de los trofozoítos por medio de la ventosa. Da origen a la inflamación catarral y síndrome de malabsorción (inflamación y atrofia).

Proceso secretorio por acción de enterotoxinas

Las toxinas se unen a la adenilatociclasa o guanilatociclasa, activando el AMPc o GMPc respectivamente. Estimulan el mecanismo secretor de cloro y producen una inhibición de la reabsorción de sodio y cloro.

- *Vibrio*: La gastroenteritis causada por vibrios puede ser de tipo colérico o no colérico.

  - La forma epidémica de cólera está causada por Vibrio cholerae serogrupos O:1 y O:139, productor de la toxina colérica. Produce una diarrea líquida secretora muy abundante y explosiva, con pérdida rápida de agua y electrolitos que causa una profunda deshidratación.

- o La forma no colérica, producida por otros serogrupos de *V. cholerae*, *Vibrio parahaemolyticus*, *Vibrio hollisae* y *Vibrio fluvialis*, principalmente, cursa con diarrea acuosa autolimitada.

- o *Eschericia coli:*

  - o *E. coli* enterotoxigénica (ECET) cuyas cepas pueden ser productoras de una o ambas toxinas, la toxina termolábil y la toxina termoestable.

  - o *E. coli* enterohemorrágica (ECEH) o verotoxigénica pues puede producir dos citotoxinas denominadas toxinas Shiga-like (Stx1 y Stx2), shigatoxinas o verotoxinas. Vg: E. coli serogrupo O157:H7.

  - o *E. coli* enteroagregativa (ECEA) vg: E. coli serogrupo O104:H4 también productora de la toxina Shiga del tipo 2.

Estas dos últimas, ECEH y ECEA, además pueden causar un Síndrome Hemolítico Urémico (SHU), caracterizado por anemia, hematuria y plaquetopenia.

- o *Aeromonas* spp produce un cuadro acuoso cuya enteropatogenicidad es aún controvertida. Se sabe de la existencia de algunas enterotoxinas y otros determinantes de patogenicidad. Se han descrito tres formas clínicas de diarrea asociada a *A. hydrophila:* a) gastroenteritis leve, consistente en deposiciones líquidas, fiebre baja y vómitos ocasionales; b) diarrea disenteriforme; c) diarrea prolongada con una duración mayor de dos semanas.

- o *Clostridium difficile* puede causar desde diarrea leve hasta cuadros graves de colitis pseudomembranosa. Para llevar a cabo su acción patógena ha de producirse una reducción de la flora comensal habitual del intestino, lo que permite un mayor crecimiento de *C. difficile*, y la producción de las toxinas A (TcdA) y B (TcdB) que median su capacidad lesiva. TcdB es una potente citotoxina, mientras que TcdA es una enterotoxina, clave en la patogenia. Probablemente, ambas toxinas actúan de forma sinérgica.

- o *Clostridium perfringens* produce cuatro toxinas diferentes (alfa, beta, épsilon e iota) y sus cepas se distribuyen en cinco tipos (A-E) según el tipo de toxina que produzcan.

  - o *C. perfringens tipo C* puede producir enteritis necrotizante del intestino delgado por acción de la toxina beta, que es sensible a tripsina, de modo que solo se produce clínica si hay déficit de este enzima.

  - o *C. perfringens tipo A* produce una enterotoxina termolábil citotóxica que induce un cuadro leve y autolimitado de diarrea secretora con dolor abdominal.

Las esporas, que contaminan los alimentos, germinan cuando se calientan y las formas vegetativas se multiplican a temperatura ambiente hasta alcanzar la dosis infectante, más de 106 unidades formadoras de colonias por gramo (ufc/gr) de alimento. En el intestino delgado los microorganismos ingeridos esporulan y liberan la enterotoxina que se une a un receptor de membrana induciendo una alteración de la permeabilidad dependiente del ión calcio que produce la salida de metabolitos y iones de bajo peso molecular.

- *Bacillus cereus* es formador de esporas. Estas esporas pueden contaminar accidentalmente los alimentos, que, permitan la multiplicación del microorganismo y la producción y liberación de toxinas que ocasionan brotes de toxiinfección alimentaria con relativa frecuencia. *B. cereus* produce dos tipos de enterotoxinas, las enterotoxinas termolábiles que provocan diarrea (síndrome diarreico) y las toxinas eméticas, que son termoestables (síndrome emético).

- *Staphylococcus aureus.* Alrededor del 50% de los aislamientos de *S. aureus* producen enterotoxinas que pertenecen a cinco tipos serológicos distintos (A, B, C, D y E), subdividiéndose el tipo C en tres subtipos (C1, C2 y C3). Estas enterotoxinas, termoestables y resistentes a los enzimas digestivos, se producen en los alimentos y se ingieren preformadas. Por ello, aparecen de forma brusca vómitos y diarrea, tras un periodo de incubación muy corto (1-6 horas).

2.1.2 *Diarrea invasiva o disentería*

Por invasión directa o mediante la producción de citotoxinas, con **proceso inflamatorio**.

- Las infecciones por *Shigella* pasan con frecuencia por un estadio inicial breve de diarrea acuosa antes de localizarse en el colon y ocasionar una disentería con sangre y leucocitos en las heces. Este género está provisto de unas proteínas excretoras que son las responsables de que la bacteria penetre dentro de las células y active la fagocitosis, además de otras proteínas responsables de la virulencia entre las que está la toxina Shiga.

- *E. coli* enteroinvasiva (ECEI) es capaz de invadir la mucosa intestinal y producir una diarrea indistinguible de la producida por *Shigella*.

- La *Salmonella* actúa mediante un proceso invasivo pero no destructivo, afectando al intestino delgado principalmente. La mayoría de los serotipos de *S. entérica*, que son los causantes de los cuadros gastroentéricos, se limitan en su infección a la mucosa intestinal y nódulos linfáticos regionales, estimulando la actividad de los neutrófilos, aunque en las edades extremas de la vida o en pacientes con compromiso de la inmunidad, la bacteria puede atravesar la barrera intestinal. Se han identificado factores patogénicos que capacitan a la bacteria para invadir a células no fagocíticas, y factores secretores responsables de la invasión. Poseen antígeno somático (O), antígeno flagelar (H) y pueden tener antígeno de virulencia (Vi), este último es un polisacárido termolábil localizado en la cápsula.

- *Campylobacter.* El grupo I se denomina Campylobacterias verdaderas. En el grupo IA se incluyen las especies termofílicas enteropatógenas: 1) *C. jejuni,* con dos subespecies: la subespecie *jejuni,* que es la principal causante de gastroenteritis y la subespecie *doylei*; 2) *C. coli*; 3) *C. laridis* y 4) *C. upsaliensis.* Entre los factores de virulencia se han descrito flagelos, adhesinas, proteínas de invasión, citotoxinas y enterotoxinas.

- Yersinia produce una característica diarrea invasiva, aunque también puede presentar un cuadro acuoso. *Y. enterocolítica* da lugar a una respuesta inflamatoria en el intestino delgado que puede presentarse como una gastroenteritis o una linfadenitis mesentérica y/o ileitis terminal. En esta zona ocurre el englobamiento por los macrófagos, donde sobreviven dentro de los fagolisosomas de estos, no así en los neutrófilos. No sobrepasa la barrera intestinal, por lo cual permanece a este nivel sin llegar a producir invasión del torrente circulatorio, aunque en lactantes se puede observar bacteriemia. Dispone de un factor de virulencia, de proteínas de membrana externa implicadas el proceso de colonización y de una enterotoxina termoestable.

	Acuoso		Invasivo Inflamatorio
	Citopático / Osmóstico	Secretor por enterotoxinas	
Microorganismos	Virus ECEP *G. lamblia* *Coccidios* *Microsporidios*	*Vibrio* ECET, ECEA, ECEH *Clostridium* *B. cereus* S. aureus Aeromonas	*Shigella* ECEI *Salmonella* *Campylobacter* *Y. enterocolitica* *P. shigelloides* *E. histolytica* *Balantidium coli*
Volumen fecal	Abundante		Escaso
Tiempo de inicio	Pocas horas-2 días		1-3 días
Sangre en heces	No (Sí, ECEA,ECEH)		Sí (No, Salmonella)
Pus, PMN	No		Sí
Fiebre, Dolor abdominal	No		Sí
Porción Intestinal afectada	I. Delgado, proximal		I. Grueso I Delgado: *Salmonella, Yersinia*

Tabla 1. Clasificación de síndromes diarreicos

- *Plesiomonas shigelloides* produce una diarrea de tipo secretorio aunque puede ser disenteriforme y suele ser de evolución prolongada.

- *Entamoeba histolytica*. Inicialmente por la acción amebiana en el intestino grueso se forman úlceras superficiales Progresivamente se producen ulceraciones mayores, amplias en el fondo, con pequeño "orificio" de entrada, denominadas úlceras en "botón de camisa". Las lesiones crecen y confluyen crecen tanto en forma horizontal como en profundidad y causan necrosis de grandes áreas de mucosa, frecuentemente asociadas a hemorragias y desprendimiento de fragmentos de mucosa, lo que constituye la forma ulcerativa generalizada, denominada también colitis amebiana fulminante. En algunos casos se produce una pseudotumoración en el colon denominada ameboma.

- *Balantidium coli*. En algunos casos los parásitos no producen invasión y se reproducen en la luz intestinal o dan origen a una inflamación catarral de la mucosa del colon. En otros pacientes producen ulceración de la mucosa y penetración a capas más profundas. Los trofozoítos se encuentran en cualquiera de las capas de la pared y aún en los vasos sanguíneos o linfáticos.

2.2 Epidemiología

2.2.1 Diarrea infantil

La diarrea infantil puede ser una enfermedad endémica, esporádica o epidémica, donde la transmisión de los gérmenes se realiza de modo fecal-oral por contacto interhumano, fómites, o a través del agua y alimentos.

A nivel mundial, las infecciones gastrointestinales siguen siendo una de las causas más importantes de morbilidad y mortalidad entre los lactantes y niños. Se ha estimado que en Asia, África y Latinoamérica, dependiendo de factores socioeconómicos y nutricionales, la probabilidad de que un niño muera antes de los 5 años por estas causas puede llegar al 50%.

En nuestro medio, los principales agentes implicados en la diarrea infantil son *Rotavirus, Campylobacter, Giardia lamblia* y *Salmonella*. Sin embargo, en países en vías de desarrollo, *E. coli* encabeza la lista, y *Shigella* es un patógeno frecuente.

En cuanto al predominio estacional hay mayor incidencia de gastroenteritis vírica en otoño-invierno mientras que las bacterias afectan preferentemente en primavera-verano. En países tropicales este comportamiento estacional también se observa, con una mayor prevalencia de gastroenteritis por rotavirus en la época seca que en la época de lluvias.

Los siguientes virus son los que tienen mayor relevancia en la diarrea infantil:

- o Rotavirus es la causa más importante de gastroenteritis aguda en niños pequeños (6 - 24 meses) a nivel mundial.

- o Los adenovirus entéricos pertenecen al subgrupo F, serotipos 40 y 41, y se asocian con casos de diarrea en niños, generalmente menores de 3 años, pacientes inmunocomprometidos y trasplantados de médula ósea.

- o Los astrovirus humanos, con 8 serotipos se consideran la segunda o la tercera causa de diarrea vírica en niños pequeños.

2.2.2 Toxiinfecciones alimentarias

Las toxiinfecciones alimentarias son brotes, aislados o epidémicos, que ocurren cuando dos o más personas que compartieron un alimento, desarrollan en un plazo que es habitualmente menor de 72 horas, enfermedad gastrointestinal o neurológica por presencia en el alimento de microorganismos o sus toxinas.

Las enfermedades de trasmisión alimentaria constituyen una preocupación de la Salud Pública mundial más allá de las fronteras nacionales, pues los costes son inmensos para la salud humana y suponen grandes pérdidas económicas.

Según la Agencia Española de Seguridad Alimentaria y Nutrición, el número de brotes de intoxicaciones alimentarias en 2009 se ha mantenido en el mismo nivel que en años anteriores:

- o La *Salmonella* ha sido la causa más frecuente de estos brotes por consumo de mayonesa no pasteurizada y no acidificada o de derivados cárnicos mal cocidos, seguida por los virus y las toxinas bacterianas. Los casos de Salmonella en humanos durante el 2009 se han reducido en un 17 %, lo que supone un descenso consecutivo durante los últimos 5 años. La reducción ha sido particularmente significativa en el serotipo más frecuente de *S. enteritidis*.

- o Se han incrementado desde 2007 los casos notificados de *E. coli* enterohemorrágica en humanos. Como en años anteriores el porcentaje de notificación es mayor en niños de corta edad. Muchos de estos casos están causados por el serogrupo O157. El número de casos con síndrome hemolítico urémico ha aumentado un 65,8 % respecto 2008.

    Recientemente en Alemania, en Mayo de 2011, cientos de personas han enfermado seriamente por causa de la *E. coli* enteroagregativa ECEA O104:H4, causando un número muy elevado de casos de SHU.

- o La notificación de campilobacteriosis en la UE ha aumentado ligeramente en 2009 con relación a 2008 y una vez más la campilobacteriosis es con mucho la enfermedad zoonótica más frecuente en humanos. La notificación de la UE ha fluctuado alrededor del mismo nivel durante los últimos años.

En nuestro medio, las bacterias toxigénicas que causan con mayor frecuencia infección por enterotoxinas presentes en los alimentos, son *Staphylococcus aureus, Clostridium perfringens* y *Bacillus cereus. S. aureus* se asocia a consumo de derivados lácteos no pasteurizados, *C. perfringens* al consumo de alimentos cárnicos almacenados inadecuadamente y *Bacillus cereus* se encuentra en la materia orgánica en descomposición, en la tierra, los vegetales y el agua.

Plesiomonas shigelloides ha sido implicada en brotes de gastroenteritis asociados al consumo de ostras y pescado crudo, y se han descrito casos de diarrea esporádica, preferentemente en adultos, aunque sin ninguna asociación epidemiológica.

Los norovirus (género de la familia *Caliciviridae*) son la principal causa de gastroenteritis no bacteriana en individuos de todas las edades y constituyen la causa más frecuente de brotes de gastroenteritis aguda, a menudo asociados al consumo de agua y alimentos contaminados o en instituciones como residencias de ancianos, colegios, hospitales, hoteles, etc. Se puede establecer un diagnóstico presuntivo cuando se cumplen los siguientes criterios: periodo de incubación de 24 a 48 horas, duración de los síntomas de 12 a 60 horas, vómitos en más del 50% de los casos, coprocultivos negativos, y/o existencia de casos secundarios (criterios de Kaplan).

Los sapovirus (también de la familia *Caliciviridae*), infectan a niños y adultos y pueden producir brotes epidémicos de gastroenteritis. El prototipo de este género es el virus Sapporo y se han descrito 5 genogrupos.

2.2.3 Diarrea del viajero

Las personas que viajan desde países desarrollados a otros en vías de desarrollo pueden experimentar una gastroenteritis durante el viaje o al regreso al país de origen. La ingestión de alimentos crudos o poco cocinados o bien el agua contaminada es la fuente más probable de infección. Entre los microorganismos más frecuentes destaca *E. coli* enterotoxigénicas y enteroagregativas, *Entamoeba histolytica* y *Cryptosporidium parvum*.

2.2.4 Diarrea en pacientes VIH+

En este grupo de personas la diarrea forma parte de un conjunto de afecciones digestivas que se presentan con frecuencia a nivel esofágico, gástrico, hepatobiliar e intestinal. Son comunes las diarreas abundantes con dolor abdominal y pérdida de peso. Se asocian en general con alteraciones observables de la mucosa intestinal. Los gérmenes involucrados son de tres tipos:

o Agentes habituales de diarrea como *Rotavirus* y *E.coli* enteropatógena (en niños); *Salmonella, Shigella* y *Campylobacter* entre las bacterias, o parásistos como *Cryptosporidium, Giardia Lamblia, Isospora, Enterocytozoon bienusi*.

o *Citomegalovirus* y *Mycobacterium avium-intracellulare*, presentes en lesiones identificables por biopsia a nivel del intestino delgado o del colon.

o Patógenos colorrectales transferibles por vía sexual: *Neisseria gonorrheae, Herpes Simplex, Chlamydia trachomatis, Treponema pallidum*, agentes de lesiones ulceradas en el intestino distal. En el paciente VIH+ estas afecciones dan lugar a procesos severos, persistentes o recurrentes, y con frecuencia invasivos, originando bacteriemias y localizaciones secundarias de *Salmonella, Campylobacter, Neisseria* y otros.

2.2.5 Diarrea relacionada con el hospital

El medio ambiente hospitalario no debe permitir la diseminación de los agentes responsables de una infección intestinal nosocomial. Cuando se produce tal infección, hay que atribuirla generalmente a dos causas:

o Un empleado que continúa trabajando mientras está enfermo, portador sano o comidas contaminadas. *E. coli* enteropatógena suele ser el responsable.

o El tratamiento antibiótico puede dar lugar a alteración de la flora intestinal e instalación de una enterocolitis seudomembranosa que puede resultar una complicación fatal. Hoy día se sabe que el agente causal es habitualmente *Clostridium difficile* y que es la causa más importante de diarrea nosocomial. Por ello, en algunos laboratorios se utiliza como criterio el no realizar un coprocultivo en pacientes que han desarrollado diarrea después de tres días de estar ingresados en el hospital. En este caso el único microorganismo que se investiga es *C. difficile* toxigénico.

2.2.6 *Parasitosis importada*

Una parasitosis importada es aquella adquirida por el paciente en una zona geográfica distinta del lugar de diagnóstico. Al referirse a ellas como entidad se asume que no es endémica en el área en el que se realiza el diagnóstico o sólo lo es de forma excepcional.

En el caso de las parasitosis intestinales el concepto de "importado" es difícil de aplicar ya que son pocos los parásitos que se pueden considerar estrictamente importados aunque se pueda sospechar este origen al analizar la epidemiología de cada caso concreto.

Los helmintos intestinales son frecuentes en expatriados e inmigrantes de zonas tropicales o subdesarrolladas durante el primer año fuera de la zona de alta endemia. Su presencia se puede investigar de forma sistemática o sólo si produce síntomas. En individuos con alta probabilidad de parasitación una alternativa coste-eficaz es realizar tratamiento empírico. Transcurridos varios años fuera de zona endémica los helmintos que se pueden encontrar en heces son principalmente *Strongyloides* y *Schistosoma*.

La solicitud de un estudio parasitológico en heces está indicada en cuadros de diarrea prolongada (tabla 2). Hay que sospechar de ellos en las siguientes situaciones:

o Zonas endémicas, tropicales y subtropicales: *Entamoeba histolytica* y helmintos.

o África subsahariana: parasitación múltiple por nematodos intestinales.

o Área mediterránea: *Ancylostoma duodenale* y *Necator americanus* (Uncinarias).

o Baños en lagos, aguas estancadas o barros: *Schistosoma* spp, y Uncinarias.

o Sudeste asiático o China: *Opistorchis, Clonorchis, Paragonimus, Fasciolopsis, Metagonimus,* y *Capillaria philippinensis.*

o Zonas tropicales como Nepal, Perú, Haití o Indonesia: *Cyclospora cayetanensis.*

o Galicia: *Fasciola,* se asocia a la ingesta de berros.

o Brotes familiares, principalmente niños: *Giardia lamblia.*

o Contacto con animales: *Isospora* spp, *Sarcocystis* spp., *Cryptosporidium* spp., *Balantidium coli,* y las helmintiasis.

o Ingestión de pescado crudo: de agua salada, con gastritis de aparición brusca, se debe pensar en la posibilidad de *Anisakis*; de agua dulce, *Gnathostoma y Capillaria philippinensis, Diphylobotrium latum; Paragonimus* por cangrejos; *Opistorchis, Clonorchis, Metagonimus* y *Heterophyes,* por pescado, marisco o caracoles.

o Carne cruda o poco cocinada: *Taenia solium* y *Taenia saginata; Trichinella spiralis* se asocia a brotes epidémicos de diarrea, simulando una intoxicación alimentaria.

o Ingesta de hormigas: *Dicrocoelium dendriticum.*

Por otra parte, el *Enterobius vermicularis* (oxiurio), tiene una amplia distribución mundial, debido a que este parásito no requiere condiciones ambientales propicias, pues la transmisión es directa de persona a persona, sin necesidad de la intervención del suelo, agua o alimentos, y son frecuentes en el ámbito familiar, principalmente en niños. Ocasiona intenso prurito en la zona perianal (donde migran las hembras al poner los huevos), desencadenando una reacción inflamatoria local, agravada por infecciones secundarias o por lesiones traumáticas por el rascado.

Protozoos: unicelulares	Helmintos: gusanos
Amebas: Sarcodinia *Entamoeba histolytica* *Blastocystis hominis*	**Nematodos: redondos** Intestinales: *Ascaris lumbricoides* *Enterobius vermicularis* (oxiuro) *Strongyloides stercoralis Trichuris trichiura* (tricocéfalo) *Ancylostoma duodenale Necator americanus* (Uncinarias) *Anisakis Capillaria philippinensis*
Flagelados: Mastigophora *Giardia lamblia*	Tisulares: *Trichinella spiralis* *Gnathostoma*
Ciliados: Ciliophora *Balantidium coli*	
Coccidios: Apicomplexa *Isospora belli* *Cryptosporidium parvum* *Cyclospora cayetanensis* *Sarcocystis*	**Cestodos: cintas** *Taenia (T. solium, T. saginata)* *Hymenolepis (H. nana, H.diminuta)* *Diphylobotrium latum*
Microsporidios: Microsporidia *Enterocytozoon bieneusi* *Encephalytozoon intestinalis*	**Trematodos: duelas** *Schistosoma (S. mansoni,* *S. intercalatum, S. japonicum)* *Paragonimus* *Opistorchis* *Clonorchis* *Metagonimus* y *Heterophyes* *Fasciola* y *Fasciolopsis* *Dicrocoelium dendriticum*

Tabla 2. Parásitos productores de infecciones gastrointestinales

Capítulo 3

Toma de muestras

Las muestras para cultivo se deben recoger lo antes posible en el curso de la enfermedad, antes de iniciar cualquier tratamiento antibiótico.

Las heces se deben recoger en un frasco estéril de boca ancha y tapón a rosca. Si el transporte y cultivo bacteriano se van a demorar más de 4 horas, las muestras deben enviarse en medio de transporte de Cary-Blair, excepto en el caso de sospecha de diarrea por *Clostridium difficile*, en el que se deben enviar en un frasco limpio y seco.

Las torundas rectales no son muestras idóneas para el estudio microbiológico de infección gastrointestinal, aunque pueden utilizarse para la recogida de muestras fecales en niños donde no es posible la toma de heces por vía normal. En tal caso deben recogerse dos torundas con medio de transporte. Cuando se soliciten detección de antígenos las torundas rectales no son aceptables.

Si se desea investigar parásitos, se recogerán tres muestras en tres días no consecutivos, preferiblemente en un periodo de 10 días, e igualmente se incluirán en un frasco estéril con el correspondiente fijador para preservar las formas parasitarias. Los más habituales son: alcohol polivinílico (PVA), acetato sódico-formalina (SAF), 10% formalina (FOR), mertiolato-ioduro-formalina (MIF)

Puesto que cada una de las soluciones fijadoras presenta unas ventajas y desventajas que después estudiaremos, es aconsejable que las muestras de materia fecal puedan ser divididas y preservadas en varios frascos: uno con PVA y otro u otros con SAF, FOR o MIF. En caso de utilizar sólo un frasco, el de mayor aplicación es el SAF.

Cuando se trate de formas macroscópicas de parásitos helmintos (gusanos adultos), se podrá recoger en contenedores estériles con suero fisiológico para evitar la desecación del parásito y enviar rápidamente al laboratorio para su estudio.

Si lo que se busca es el *Enterobius vermicularis*, las muestras de heces no son válidas, en su lugar se toman las deposiciones del parásito en los márgenes del ano, y se recogen con un portaobjetos con papel de celo transparente (no translúcido). Ilustración 2. La muestra se ha de tomar al levantarse por la mañana, y se debe recomendar al paciente que no se lave la zona perianal antes de realizar la toma. Es necesario recoger tres muestras en tres días consecutivos que deben ser transportadas al laboratorio en un sobre de papel cerrado o en un frasco, y nunca sueltos ya que los huevos de *E. vermicularis* ya son infectivos a las 4-6 horas de haber sido puestos.

La cápsula entérica (Enterotest®) es un sistema comercializado para la recogida de muestra de contenido duodenal compuesto por una cápsula de gelatina que contiene un cordón de nailon, con un peso en el extremo y un indicador de pH para comprobar que ha pasado del estómago. Uno de los extremos del cordón se fija a la cara del paciente y la cápsula se deglute, llegando hasta el duodeno, la gelatina se disuelve y el cordón se libera y se impregna de bilis y moco duodenal. Se retira tirando del extremo oral y se analiza el material adherido.

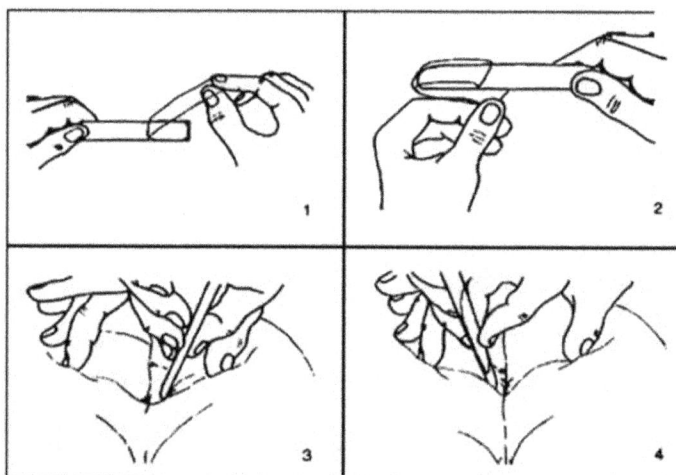

Ilustración 2. Toma de muestra para Enterobius vermicularis: 1 y 2) colocar el celo transparente en el extremo de un portaobjetos, con la parte adhesiva hacia fuera; 3 y 4) separar las nalgas con una mano y con la otra hacer presión con el extremo del porta adhesivo en los dos márgenes del ano. Después despegar uno de los extremos del celo (2) y pegar toda la tira del celo en la misma superficie del otro extremo sobre el porta, procurando no formar burbujas (1).

Se recomienda dar instrucciones por escrito al paciente sobre la toma de la muestra: tomar las muestras de heces durante la fase aguda de la infección; recoger las heces en un orinal limpio o sobre un papel de periódico, no se deben recoger las muestras de la taza del retrete, evitar la contaminación con orina o agua; seleccionar zonas donde haya sangre, moco o pus; trasferir una porción de al menos 1 g (para bacterias y parásitos) o 2-4 g (para virus), si son formadas o pastosas, o 5-10 ml si son líquidas, al frasco estéril.

A continuación se detalla de forma esquemática el método de la toma de muestra, el recipiente para su transporte y la temperatura de conservación en caso de que no pueden procesarse de modo inmediato, según el tipo de muestra que se vaya a tomar, en relación a las patologías que hemos visto.

Tipo de Muestra	Método	Recipiente	Temperatura
Jugo duodenal	Sonda o endoscopia	Frasco estéril con SAF, FOR: *Giardia, S. stercoralis*	Tª ambiente
Jugo duodenal	Enterotest ®	Frasco estéril 2-5 ml sol. salina: *Giardia, S. stercoralis*	Tª ambiente
Tejido duodenal	Biopsia	Frasco estéril con SAF, FOR: *Giardia, Cryptosporidium, Microsporidium.*	Tª ambiente
Tejido rectal	Biopsia	Frasco estéril con SAF, FOR: *E. histolytica*	Tª ambiente
Material perianal	Porta-objetos con celo	3 días continuos, 1 Frasco /día *Enterobius vermicularis*	Tª ambiente
Gusano adulto	Expulsión	Frasco estéril: suero salino	Tª ambiente
Heces	Defecación	3 días discontinuos, 1 frasco estéril/día SAF, FOR + PVA, MIF + PVA:	
		Parásitos	Tª ambiente
		Frasco estéril:	
		Bacterias:	
		Agua de peptona alcalina: Vibrios	2-8ºC
		Resto de bacterias	2-8ºC (<4h)
		Toxinas:	
		Toxina *C.difficile*	$\leq$1h, Tª ambiente $\geq$24h, -20ºC
		Resto de toxinas	Tª ambiente
		Parásitos:	
		Cultivo larvas	22-35ºC
		Ag, PCR	2-8ºC
		Virus	2-8ºC
Heces	2 torundas rectales (sólo niños)	Torunda Cary Blair	Tª ambiente
Sangre	Extracción	Tubo con gel: Amebas, *S.stercoralis*	2-8ºC

Tabla 3. Resumen de los procedimientos microbiológicos de toma de muestra y transporte para infecciones gastrointestinales

Capítulo 4

Diagnóstico microbiológico directo

4.1 Visualización directa

Los frascos con contenido duodenal o heces recepcionados en el laboratorio de Microbiología para el estudio de parásitos, han de ser analizadas mediante técnicas de visualización directa, como principal método de diagnóstico. Los frascos de heces para el estudio bacteriológico y vírico, también es conveniente que se visualicen macroscópica y microscópicamente (examen en fresco), pero como método complementario.

4.1.1 Macroscópica

Aspecto

A) Frasco estéril con las heces

Tan pronto como se reciban en el laboratorio las heces en el frasco, se debe observar su consistencia (grado de humedad) y anotar en el recipiente una de las letras: F (formada), B (blanda), S (suelta), A (acuosa); también es importante ver si presentan mucosidad o sangre. Estos datos nos ayudarán a clasificar el tipo de síndrome, si acuoso o disentérico. La consistencia o grado de humedad además servirá de orientación para saber si es más probable encontrar trofozoítos o quistes. Ilustración 3.

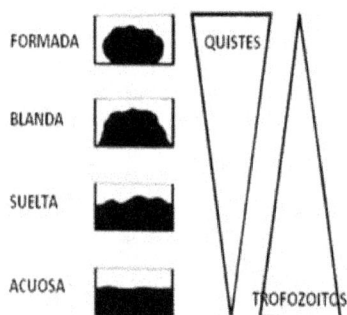

Ilustración 3. Relación del aspecto de las heces con la probabilidad de encontrar formas parasitarias

Si se reciben varias muestras al mismo tiempo, hay que examinar primero las que contengan sangre o moco, y a continuación las muestras líquidas. Estas muestras son las que con mayor probabilidad contienen trofozoítos amebianos, que mueren al poco tiempo de la excreción, por lo que deben examinarse en la primera hora que sigue a ésta, a no ser que vayan conservadas en alcohol polivinílico. Las heces formadas pueden examinarse en cualquier momento del día, pero no deben dejarse de un día para otro, ya que los quistes pueden desintegrarse.

4.1.2 Microscópica

Examen en fresco

A) Portaobjetos con celo, con material de zona perianal: Test de Graham

Se realiza por observación directa de cada uno de los preparados (portaobjetos con cinta adhesiva transparente de material recolectado en zona perianal) con microscopio óptico y en bajo aumento 10x recorriendo todo el preparado.

Si es necesario se puede despegar la cinta adhesiva por un extremo, dejar caer una gota de aceite de inmersión o NaOH y volverla a pegar sobre el porta objeto; esto mejora la trasparencia.

Esta técnica es específica para el hallazgo de los huevos larvados de *Enterobius vermicularis*. Ocasionalmente pueden contener una larva completamente desarrollada.
Video e imagen recomendados:

http://wn.com/enterobiasis
http://www.gefor.4t.com/concurso/parasitologia/enterobiusvermicularis6.jpg

También se pueden hallar en algunos casos huevos de *Áscaris lumbricoides* y *Taenia sp.*

B) Frasco estéril con jugo duodenal

El contenido duodenal, obtenido mediante sondaje, endoscopia o cordón duodenal debe ser procesado inmediatamente.

- La cantidad obtenida por sondaje o endoscopia puede variar desde <0,5 ml a varios ml. Se debe realizar examen microscópico en fresco y tras centrifugación (10 minutos a 500 xg), buscando fundamentalmente trofozoítos de *Giardia lamblia* y larvas de *Strongyloides* spp. Pueden observarse también huevos de trematodos hepáticos.

- Si la muestra se obtiene por "Enterotest" se procederá de la siguiente forma: ponerse guantes. Agitar el recipiente que contiene el cordón de nailon y el suero salino, utilizando el vórtex. Retirar el cordón del recipiente exprimiéndolo con los dedos, centrifugar el líquido durante 10 minutos a 500 xg. y observar al microscopio.

C) Frascos estériles con las heces, sin aditivos, o con PVA o SAF

Los frascos de heces destinados al estudio de parásitos han de llegar al laboratorio preferiblemente con algún fijador (tabla 4). Para el estudio en fresco de parásitos los conservantes más recomendables son el PVA y SAF. Para observar el resto de estructuras (celulares y bacterianas) en fresco, es preferible sin aditivos.

Soluciones fijadoras	Adecuado para	Inadecuado para
Alcohol Polivinílico (PVA)	Trofozoítos y quistes (Protozoos) Larga estabilidad de las muestras preservadas (meses).	Coccidios, Microsporidios, huevos y larvas (Helmintos) Procedimientos de concentración. Tinciones Kinyoun y Weber. Inmunoensayos.
Solución salina formolada al 5-10% (FOR)	Quistes (Protozoos), larvas y huevos (Helmintos). Procedimientos de concentración. Tinciones Kinyoun y Weber. Compatible con inmunoensayos.	Trofozoítos (Protozoos) Técnicas de PCR.
Merthiolato-Yodo-Formaldehído (MIF)	Procedimientos de concentración. Permite fijación y coloración directa. Estudios a gran escala.	Trofozoítos (Protozoos) Tinciones Weber. Técnicas de fluorescencia.
Acetato de Sodio-Ácido acético-Formaldehído (SAF)	Fijador mulifunción. Procedimientos de concentración. Tinciones Kinyoun y Weber. Inmunoensayos.	

Tabla 4. Aplicación de los fijadores para el estudio de parásitos en las muestras digestivas

Procedimiento

El examen en fresco es la técnica más sencilla y fácil para examinar las heces; este método debe aplicarse en todos los laboratorios clínicos. Se recomienda seleccionar aquellas partes de la muestra que presenten restos de sangre, moco o pus.

Para la preparación en fresco pueden utilizarse la solución salina, solución yodada y azul de metileno. Se realiza homogeneizando la muestra fecal en un portaobjetos con las soluciones anteriores tamponado a pH ácido, a partes iguales. A continuación se coloca el cubreobjetos y se procede a la observación por microscopía óptica, tras 5-10 minutos, para dejar que los colorantes penetren en las estructuras. El examen debe ser exhaustivo, comenzando por un ángulo del cubreobjetos, desplazando el campo del microscopio hasta el otro extremo, y continuando el movimiento en zig-zag hasta completar toda la superficie. Primero se debe realizar un examen a 100 aumentos, y a continuación a 400 aumentos.

Valoración

- La preparación con solución salina se usa en el examen microscópico preliminar de las heces. Se utiliza primordialmente para observar los trofozoítos y quistes de los protozoos, y los huevos y larvas de gusanos. También puede revelar la presencia de eritrocitos, leucocitos (en diarreas disentéricas) y residuos no patógenos.

- La preparación con solución yodada se utiliza principalmente para teñir el glucógeno y los núcleos de los quistes, si existen. En general, con esta preparación pueden identificarse los quistes.

- La preparación con azul de metileno debe hacerse cada vez que se observen trofozoítos amebianos en una preparación salina, o cuando se sospeche su presencia. El azul de metileno tiñe los trofozoítos amebianos, leucocitos y bacterias, pero no los quistes amebianos, ni los trofozoítos ni los quistes de flagelados. Esta coloración sólo debe usarse para las muestras frescas sin conservantes, no se usa en las muestras tratadas con conservantes, en las que los organismos han muerto. Se puede distinguir morfologías bacterianas en espiral (*Campylobacter*).

Ilustraciones recomendadas de las preparaciones:

http://www.dpd.cdc.gov/DPDx/HTML/Frames/morphologytables/body_morph_figure1.htm:
Preparaciones: 1, 2, 3
http://www.dpd.cdc.gov/DPDx/HTML/Frames/morphologytables/body_morph_figure2.htm:
Preparaciones: 1, 2, 3
http://www.dpd.cdc.gov/DPDx/HTML/Frames/morphologytables/body_morph_figure4.htm:
Preparación: 1

http://www.dpd.cdc.gov/DPDx/HTML/Frames/morphologytables/body_morph_figure5.htm:
Preparación: 1
http://www.dpd.cdc.gov/DPDx/HTML/Frames/morphologytables/body_morph_figure6.htm:
Preparación: 1
http://www.dpd.cdc.gov/DPDx/HTML/Frames/morphologytables/body_morph_figure7.htm:
Preparación: 1

Examen en fresco con microscopios especiales

A) Microscopio de luz ultravioleta

Con este método, sin añadir colorante, los ooquistes *Cyclospora cayetanensis* se pueden observar como círculos autofluorescentes de color azul con filtro de 365 nm o verde con filtro de 450 a 490 nm.

B) Microscopio electrónico

Frasco estéril con las heces sin aditivos

La microscopía electrónica (M.E.) de transmisión, así como la inmunomicroscopía electrónica (I.M.E.), permite detectar cualquier tipo de partículas presentes en la muestra, sin necesidad de recurrir a "sondas específicas" (anticuerpos, cebadores, etc.). Es una técnica rápida que no requiere un procesamiento complejo de la muestra. Es útil para el diagnóstico de microsporidios y especialmente para los virus, en infecciones gastrointestinales.

Las limitaciones más importantes son la necesidad de disponer de un microscopio electrónico, de personal experimentado y la relativa baja sensibilidad de las técnicas de tinción negativa habitualmente empleadas, ya que se considera que se requiere la presencia de más 10^6 partículas víricas por gramo de muestra para que puedan ser visualizadas al microscopio electrónico.

Aunque muchos virus entéricos se excretan en las heces en el curso de la infección en cantidades de 10^{11}-10^{12} partículas víricas por gramo, se recomienda concentrar la muestra para observarla al microscopio electrónico.

- o La muestra de heces se resuspende al 10-20% en tampón fosfato salino.
- o Se clarifica por centrifugación a 3.000 rpm durante 15 minutos.
  - o El sobrenadante de somete a ultracentrifugación a 50.000 rpm durante 90 minutos.

- o O como alternativa:

  - se precipitan las partículas víricas con sulfato amónico (30% p/v) a 4ºC durante 1 hora,

  - y posterior centrifugación a 15.000 rpm durante 15 minutos.

- o El sedimento obtenido:

  - o Se deposita sobre una rejilla de cobre de microscopía electrónica (400-mesh) recubierta con una membrana de Formvar carbonada.

  - o Se lava con PBS.

  - o Se tiñe con una solución al 2% de ácido fosfotúngstico a pH 6,3.

- o Las rejillas se observan a 60 kV a 20.000-50.000 aumentos.

La identificación de las partículas víricas se realiza atendiendo a las características morfológicas (tamaño, simetría, contorno, estructuras internas, etc.), resultando fácil la identificación de rotavirus y adenovirus, y algo más compleja la de astrovirus y calicivirus (sapovirus y norovirus). Es posible la identificación de otros virus implicados en la producción de gastroenteritis, como coronavirus, torovirus, etc., así como otros virus presentes en las heces (enterovirus, bacteriófagos, etc.).

Ilustración recomendada:

http://www.bioone.org/action/showFullPopup?doi=10.1637%2F7255-080504R&id=i0005-2086-49-2-182-f05

Tinciones específicas

Frasco estéril con las heces con FOR o SAF

El diagnóstico de los coccidios y de los microsporidios requiere la utilización de tinciones específicas. Para estas tinciones, puede utilizarse muestra directa (del contenido duodenal o de las heces) o el concentrado de heces. Se prepara una fina extensión en un portaobjetos, se tiñe, y se observa al microscopio a 400 y 1000 aumentos.

A) Tinción de Kinyoun

Para los coccidios se utiliza esta modificación de la tinción de Ziehl-Neelsen.

Reactivos

- o Etanol al 50%. Guardar a temperatura ambiente.
- o Carbofucsina de Kinyoun:
    - o Disolver 4g de fucsina básica en 20ml de etanol al 95% (Solución A).
    - o Disolver 8g de cristales de fenol en 100ml de agua destilada (Solución B).
    - o Mezclar las soluciones A y B.
    - o Guardar a temperatura ambiente. Estable 1 año.
- o Solución de ácido sulfúrico al 1%
    - o Agregar 1ml de ácido sulfúrico concentrado a 99 ml de agua destilada.
    - o Conservar a temperatura ambiente. Estable 1 año.
- o Azul de metileno alcalino de Löeffler
    - o Disolver 0,3g de azul de metileno en 30ml de etanol al 95%.
    - o Agregar 100ml de solución de KOH diluido (0,01%)
    - o Conservar a temperatura ambiente. Estable 1 año.

Procedimiento

- o Efectuar una extensión en portaobjetos con una gota de la muestra (que no sea demasiado grueso, debe poder verse a su través antes de que se seque.)
- o Fijar con metanol absoluto 1 minuto.
- o Cubrir la extensión con solución de carbofucsina de Kinyoun y dejar 5 minutos en contacto.
- o Lavar el preparado brevemente (3-5 segundos) con etanol al 50%.
- o Lavar con agua. Escurrir.
- o Decolorar con solución de ácido sulfúrico al 1% durante 2 minutos o hasta que no salga color del preparado.
- o Lavar con agua. Escurrir.
- o Colorear con el colorante de contraste azul de metileno alcalino durante 1 minuto.
- o Lavar con agua. Secar al aire.
- o Examinar al microscopio. Para poder observar la estructura de los ooquistes, observar por inmersión a 1000X.

Valoración

Debido a que las paredes de los quistes de los coccidios tienen características de ácido-alcohol resistencia, esta tinción permite demostrar su presencia. Adquieren un color rosa-rojizo que destaca sobre el azul del fondo.
Ilustración recomendada:

http://www.dpd.cdc.gov/DPDx/HTML/Frames/morphologytables/body_morph_figure3.htm

B) Tinción tricrómica de Weber

Se utiliza para la observación de los microsporidios.

Reactivos

Colorante tricrómico de Weber:

Cromotropo 2R	6g
Verde brillante	0,15g
Ac. fosfotúngstico	0,7g
Ac. Acético glacial	3ml
Agua destilada	100ml

- Prepare el colorante agregando 3ml de ácido acético a los componentes secos. Deje la mezcla en contacto durante 30 minutos a temperatura ambiente.
- Agregue 100ml de agua destilada. El colorante correctamente preparado es de color púrpura oscuro.
- Conserve en frasco de vidrio o de plástico a temperatura ambiente. La vida útil de este reactivo es de al menos 24 meses.

Alcohol Ácido

Alcohol etílico de 90%	995,5ml
Acido acético glacial	4,5ml

Prepare mezclando ambos reactivos.

Procedimiento

- o Efectúe una extensión de materia fecal o duodenal.

- o Deje secar al aire.

- o Coloque la extensión en metanol absoluto durante 5 minutos.

- o Deje secar al aire.

- o Coloque el preparado en solución tricrómica durante 90 minutos.

- o Lave con alcohol ácido no más de 10 segundos.

- o Sumerja los preparados varias veces en alcohol y xileno. Use este paso como lavado:

  - - Coloque en alcohol de 95% 5 minutos.

  - - Coloque en alcohol al 100% 10 minutos.

  - - Coloque en xileno o similar 10 minutos.

- o Monte cubriendo con un cubreobjetos y medio de montaje. Examine los preparados por inmersión (1000X).

Valoración

La tinción tricrómica de Weber penetra la membrana de las esporas dándoles un color rosado. Ilustración recomendada:

http://www.dpd.cdc.gov/DPDx/HTML/Frames/morphologytables/body_morph_figure3.htm

Técnicas de concentración

Frasco estéril con las heces con MIF, FOR o SAF

Las técnicas de concentración de las heces se realizan cuando la muestra tiene pocos microorganismos, y es posible que no se detecten parásitos en el examen en fresco. Así pues, siempre que sea posible, debe concentrarse la muestra y es lo recomendable en nuestro medio. Los huevos y larvas de gusanos, y los quistes de protozoos, pueden recuperarse por concentración, pero los trofozoítos de protozoos no se verán ya que el procedimiento suele destruirlos. Por ese motivo es imprescindible el examen en fresco como fase inicial del estudio microscópico.

Existen dos métodos de concentración:

- o Concentración por flotación, se basa en una diferencia de densidades entre el parásito y la solución en la que se emulsionan las heces. En este caso, los parásitos se quedan en el sobrenadante. El inconveniente de esta técnica radica en que los quistes protozoarios pueden experimentar alteraciones, por lo que está en desuso.

- o Concentración por sedimentación, consiste en homogeneizar las heces en una solución de formalina. Esta emulsión se filtra y se añade éter. A continuación se centrifuga de forma que los quistes de protozoos y los huevos de helmintos se sedimentan en el fondo del tubo.

Procedimiento de sedimentación

Se basa en el método difásico de Ritchie:

- o Añádase 10 ml de formalina al 10% a aproximadamente 1 g. de heces y remuévase utilizando un palillo aplicador hasta obtener una suspensión ligeramente turbia.

- o Ajústese un filtro de gasa al embudo y colóquese éste sobre un tubo de centrifugadora.

- o Hágase pasar la suspensión fecal por el filtro dentro del tubo de centrifugadora hasta alcanzar la marca de los 7 ml.

- o Retírese el filtro o y tírese junto con el residuo sólido.

- o Añádase 3 ml de éter o de acetato etílico y mézclese bien durante un minuto.

- o Vuélvase a verter en el tubo de centrifugadora y centrifúguese durante un minuto. El tubo debe presentar el mismo aspecto que en la ilustración 4, cuatro capas diferenciadas.

- o Despéguese el tapón graso (residuo) con un palillo aplicador, y tírese el sobrenadante invirtiendo rápidamente el tubo.

- o Colóquese de nuevo el tubo en la gradilla y déjese que el líquido de los lados del tubo escurra hasta el sedimento. Mézclese bien y transfiérase una gota a un portaobjetos para examinarlo bajo un cubreobjetos. Al igual que para la preparación en fresco, pueden utilizarse la solución yodada o azul de metileno.

- o Utilícense los objetivos X10 y X40 para examinar todo el material que queda bajo el cubreobjetos; el examen al microscopio ha de ser en zig-zag hasta completar toda la superficie.

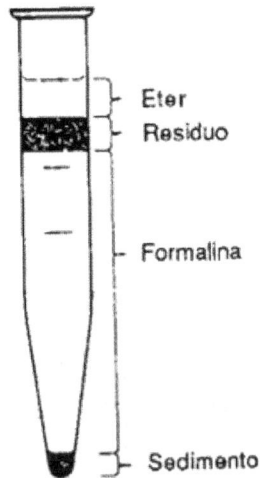

Ilustración 4. Concentración de las heces para observar parásitos

<u>*Valoración*</u>

La identificación de los parásitos requiere conocer su tamaño. Para ello se utiliza un micrómetro ocular. Es un ocular con una escala graduada, que se inserta en el microscopio y nos permite medir el tamaño, en micrómetros.

Los Protozoos constituyen el grupo de parásitos más a menudo asociado a diarrea: *Giardia lamblia* (en niños) y *Entamoeba histolytica* son los más frecuentes. Los *coccidios* afectan fundamentalmente a pacientes inmunodeprimidos provocando un cuadro de diarrea crónica y severa difícil de combatir.

- o Para la identificación de los quistes se ha de valorar la presencia o peculiaridades de: filamentos, forma, número de núcleos, grosor de la pared, cromatina, vacuolas y glucógeno.
  Ilustraciones recomendadas:

http://www.dpd.cdc.gov/DPDx/HTML/Frames/morphologytables/body_morph_figure1.htm
http://www.dpd.cdc.gov/DPDx/HTML/Frames/morphologytables/body_morph_figure2.htm

Los helmintos intestinales son frecuentes en el primer año de estancia de inmigrantes de zonas endémicas (tropicales y subtropicales). Las fases que normalmente se detectan con las técnicas de diagnóstico son los huevos y las larvas. Con menor frecuencia, pueden verse gusanos adultos como en el caso de *Ascaris*.

o Las características para la identificación de los huevos son las siguientes: tamaño; forma; fase del desarrollo en las heces, grosor de la cubierta del huevo; color; presencia de ciertas características como opérculos (tapas), espículas, tapones, ganchos o cubiertas exteriores mamelonadas.
Ilustraciones recomendadas:

http://www.dpd.cdc.gov/DPDx/HTML/Frames/morphologytables/body_morph_figure4.htm
http://www.dpd.cdc.gov/DPDx/HTML/Frames/morphologytables/body_morph_figure5.htm
http://www.dpd.cdc.gov/DPDx/HTML/Frames/morphologytables/body_morph_figure6.htm

o Identificación de larvas: las larvas que se observan en las muestras fecales suelen ser larvas rabditiformes (primera fase) de *Strongyloides stercoralis*. No obstante, si la muestra fecal tiene más de 12 horas, las larvas pueden convertirse en larvas filariformes (fase infectiva), que deben distinguirse de las larvas de anquilostomas que eclosionan en las heces a las 12-24 horas. La aparición de las larvas filariformes de *S. stercoralis* pueden indicar una hiperinfección sistémica.
Ilustración recomendada:

http://www.dpd.cdc.gov/DPDx/HTML/Frames/morphologytables/body_morph_figure7.htm

En las preparaciones con yodo, el primordio genital resulta más visible. El yodo mata las larvas y facilita la observación de sus características. Es preciso utilizar una lente de gran aumento en seco para ver estas estructuras.

o Los huevos de *Taenia saginata* y *T. solium* son idénticos morfológicamente. Para la identificación de la especie se requiere estudiar las proglótides.

Ilustración recomendada:

http://www.dpd.cdc.gov/DPDx/HTML/Frames/morphologytables/body_morph_figure8.htm

4.2 Cultivo

En la sección de siembra del Laboratorio de Microbiología se procede al cultivo de las muestras en función del contenedor y origen de la muestra. El cultivo ha de realizarse conforme a los procedimientos normalizados de trabajo (PNT) recomendados por las sociedades científicas (Sociedad Española de Enfermedades Infecciosas y Microbiología Clínica, Sociedad Andaluza de Microbiología y Parasitología Clínica).

Cultivos convencionales

4.2.1 Siembra

Frasco estéril con las heces

El coprocultivo es el método de elección para el diagnóstico microbiológico de las infecciones bacterianas intestinales. Previamente, tal y como hemos visto, se realizará un examen macroscópico a fin de seleccionar para el inóculo aquella porción de la muestra de aspecto patológico por la eventual presencia de sangre, moco o pus. Puede complementarse con el examen microscópico en casos de sospecha de enteritis invasiva, y para ello se utiliza la coloración con azul de metileno.

Las heces deben sembrarse antes de transcurridas dos horas, pasado ese tiempo se pueden mantener refrigeradas a 4ºC durante dos días los dirigidos a la búsqueda de bacterias. Es conveniente que las muestras lleguen al laboratorio en medio de transporte de Cary-Blair si transcurren más de 4 horas desde su recogida.

Método de siembra

Si las heces son de consistencia líquida, la muestra se siembra directamente con ayuda del asa o pipeta Pasteur. Si las heces son formes se selecciona una porción adecuada, del tamaño aproximado de un guisante, y se emulsiona en solución salina estéril para homogeneizar el inóculo y facilitar su siembra.

- o   Los medios sólidos se siembran por agotamiento, se deben inocular comenzando por el medio más general hasta el más selectivo. Ilustración 5 izquierda.

- ○ Los medios líquidos se siembran abundantemente (1 ml de heces líquidas o 1 gr de heces formes). Ilustración 5 derecha.

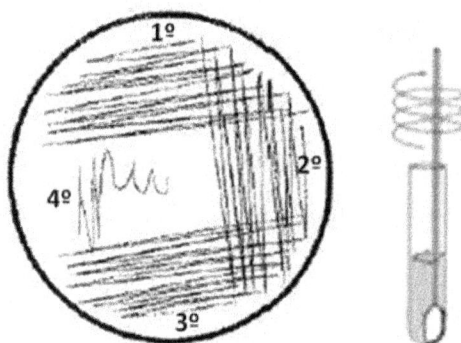

Ilustración 5. Siembra en los medios de cultivo: sólidos (izquierda) y líquidos (derecha)

Medios de cultivo

Siempre hay que investigar la presencia de los bacilos Gram-negativos enteropatógenos de distribución universal. Con este fin se utilizarán diferentes medios de cultivo.

- ○ **Medios sólidos** de aislamiento, que en función de su selectividad para las enterobacterias enteropatógenas se clasifican en tres categorías:

  - ○ Escasamente selectivos: inhiben el desarrollo de los microorganismos Gram-positivos, pero permiten el desarrollo de enterobacterias y otros bacilos **Gram-negativos**. Incluyen agar MacConkey y agar EMB (Levine). Se ha de incubar a 35ºC ± 2ºC durante 24h.

  - ○ Moderadamente selectivos y diferenciales: inhiben el desarrollo de los Gram-positivos y también de numerosos "coliformes".

    Para **Salmonella** y **Shigella**: agar entérico de Hektoen, agar Xilosa-Lisina-Desoxicolato (XLD), agar Salmonella-Shigella (SS) y agar de Rambach. A 35ºC ± 2ºC durante 24h.

    Para *Campylobacter*: medios enriquecidos con sangre (Medios de Skirrow, Butzler, Preston) o adicionados de carbón activado (CCDA, que contiene desoxicolato y cefoperazona) que favorecen el crecimiento de estas especies capnofílicas. Los medios suelen hacerse selectivos mediante la adición de diferentes antimicrobianos. Como norma general se deben incubar a 42ºC, con lo que el proceso se hace más selectivo, pero en tal caso sólo se podrán aislar las especies termofílicas (*C. jejuni*, *C. coli* y *C. lari*), que aunque son las más frecuentes, no son las únicas capaces de producir patología humana. Cuando se desee ampliar el espectro de especies a cultivar la incubación ha de hacerse a 37ºC. La incubación se debe mantener durante 48 horas en jarra GasPak con un sobre generador de gas para campylobacterias (microaerofilia).

- o Altamente selectivos: diseñados específicamente para el aislamiento de salmonelas gastroentéricas tienen un uso más restringido en los laboratorios de Microbiología Clínica. Pertenecen a este grupo el agar sulfito de bismuto (Wilson-Blair) y el, agar verde brillante. A 35ºC ± 2ºC durante 24h.

- o **Medio líquido** selectivo para enterobacterias de la flora normal digestiva y de enriquecimiento para enteropatógenos con el propósito de incrementar la recuperación de enteropatógenos que se hallan en escasa proporción en la muestra. Entre los de esta categoría figuran los medios de <u>Selenito F, Tetrationato y Vassiliadis-Rappaport</u>. Estos están diseñados específicamente para la recuperación de *Salmonella*, aunque pueden permitir también la recuperación de *Shigella* y en menor medida de *Yersinia*. Los medios de enriquecimiento, tras incubación a 37ºC durante 18 horas, se resembrarán en medios sólidos (selectivos y moderadamente selectivos) para poder aislar los microorganismos investigados.

Como se desprende de lo anteriormente expuesto los medios utilizados fueron inicialmente diseñados para la recuperación de *E. coli, Salmonella, Shigella* y *Campylobacter*. En función de la prevalencia de estos agentes en la etiología de la diarrea infecciosa resulta necesario definir la conveniencia o no de incluir medios específicos que garanticen su recuperación. No es coste-efectivo intentar la identificación de todos los posibles agentes bacterianos de gastroenteritis.

E. Coli O157:H7 y O104:H4

Una vez identificados como *E. coli* en agar MacConkey o agar EMB (Levine), podríamos aislar estos serotipos diarreagénicos basándonos en la peculiaridad de que no fermentan el D-sorbitol. Para ello se puede utilizar el <u>agar MacConkey sorbitol</u> (35ºC ± 2ºC, 24h). Los protocolos para la detección rutinaria de *E. coli* enterohemorrágico y enteroagregativo varían enormemente. Basándose en la baja incidencia de la gastroenteritis por este tipo de *E. coli* algunos laboratorios no realizan cultivos rutinarios, mientras que otros solo los realizan si el clínico lo solicita. Algunos laboratorios realizan cultivo en MacConkey sorbitol sólo cuando las heces son sanguinolentas.

Yersinia enterocolitica

En España se detectan en menos del 1-2% de los coprocultivos y casi todos los aislamientos se incluyen en el biotipo 4 y el serogrupo O:3. Su aislamiento exige la utilización de medios selectivos, siendo el más utilizado el <u>agar CIN</u> (Cefsulodina-Irgasan-Novobiocina) o <u>medio de Schiemann</u>, con 24 horas de incubación a 30ºC. La incubación del medio CIN más de 24 horas no es recomendable porque las colonias ya no muestran su morfología típica y pueden confundirse con las de *C. freundii*. El hecho de que este medio permite también el aislamiento de la mayoría de las *Aeromonas mesófilas* y de *Plesiomonas shigelloides*, hace recomendable su incorporación al protocolo habitual de aislamiento de enteropatógenos.

Aeromonas

Resulta muy práctico aprovechar la selectividad común que ofrece el medio cefsulodina-irgasán-novobiocina (*CIN*) para incrementar y facilitar la recuperación tanto de *Yersinia* como de *Aeromonas*. En los casos que requieran su investigación específica o se sospeche su presencia puede ser útil para mejorar la recuperación de *Aeromonas* el agar sangre adicionado de 10 µg/ml de ampicilina o el medio base para *Aeromonas* de <u>Ryan</u> con 5 µg/ml de ampicilina. Estos medios permiten además detectar directamente la producción de citocromo oxidasa.

Plesiomonas shigelloides

Crece en la mayoría de los medios de cultivo poco selectivos utilizados para el aislamiento de enteropatógenos. Para investigar selectivamente la presencia de *Plesiomonas* puede utilizarse el <u>agar con sales biliares, inositol y verde brillante</u>. Sin embargo, no se aconseja su utilización rutinaria dada su escasa incidencia.

Vibrios enteropatógenos.

Por la importancia y gravedad de las infecciones que producen, dos especies destacan sobre el resto en patología médica: *Vibrio cholerae* y *Vibrio parahaemolyticus*, aunque su hallazgo en nuestro país parece ser anecdótico. En nuestro medio la investigación específica de *V. cholerae* se limitará a los casos en que pueda estar indicada por motivos epidemiológicos: viajeros procedentes de zonas endémicas, cuya historia clínica indique que haya existido consumo de marisco o pescados crudos o poco cocidos. Cuando son previsibles demoras en el procesamiento, las muestras de heces deberían colocarse en medio de transporte de Cary-Blair o en agua de peptona alcalina (pH 8,5), que es un excelente medio de enriquecimiento para los miembros de la familia *Vibrionaceae* y puede ser utilizada también como medio de transporte. El cultivo es obligado para aislar e identificar el agente causal, para ello se utilizan simultáneamente enriquecimiento en <u>agua de peptona alcalina</u> durante 6 a 8 horas a 37ºC o a 42ºC y medios sólidos: no selectivos, como el agar nutriente alcalino, y selectivos, como el agar <u>TCBS</u>, que contiene tiosulfato, citrato, sales biliares y sacarosa. V. parahaemolyticus crece bien en agar TCBS y para el enriquecimiento se usa agua de peptona alcalina adicionada de ClNa al 3%.

Las especies patógenas del género Vibrio pueden crecer en agar McConkey (con excepción de *Vibrio hollisae*) y, salvo *V. vulnificus* y algunas cepas de *Vibrio metschnikovii*, ninguna fermenta la lactosa. Aunque no es un medio idóneo para su recuperación, en el agar CIN también pueden crecer algunos vibrios patógenos y su mayor selectividad propicia un aislamiento más fácil.

Clostridium perfringens

El diagnóstico de la intoxicación alimentaria por *C. perfringens* puede hacerse mediante el cultivo cuantitativo de las muestras de heces. La presencia de una cifra superior a 10^6 UFC por gramo de heces es sugestivo de intoxicación alimentaria por *C. perfringens*. No obstante, estos valores también pueden detectarse en personas asintomáticas. Es mejor realizar cultivos cuantitativos de muestras de los alimentos implicados que son sugestivos cuando muestran valores de aislamiento superiores a 10^6 UFC por gramo de alimento. Crece bien en agar con yema de huevo (AYE), para detectar la producción de lipasa y/o lecitinasa, en anaerobiosis, a 35-37ºC, durante 24 h.

Clostridium difficile

El método óptimo para realizar el diagnóstico de la infección por *C. difficile* es realizar simultáneamente la detección de toxinas mediante EIA y el cultivo de heces. Se utilizan medios selectivos como agar fructosa-cicloserina-cefoxitina (CCFA) o agar yema de huevo-cicloserina-cefoxitina (CCEY), en anaerobiosis, a 35-37ºC, hasta las 48 h.

4.2.2 Evaluación del crecimiento

En Agar MacConkey se distinguen las colonias según fermenten la lactosa: las fermentadoras son de rosa a rojas, a veces rodeadas por un halo de sales biliares precipitadas; las no fermentadoras son incoloras o ligeramente beige.
Ilustración recomendada:

http://www.socalemi.org/atlasmicrobiologia/e_coli_lac_pos_y_neg_en_smc_agar.JPG

LACTOSA (+) rosa-rojo		LACTOSA (-) incoloras
E. coli, excepto	→	ECEI
		Salmonella
		Shigella
		Yersinia
		Vibrio
Aeromonas		Aeromonas
Plesiomonas		Plesiomonas

En <u>Agar SS</u>, detecta colonias fermentadoras de lactosa y reductoras de tiosulfato por producción de SH_2: las colonias de Salmonella son incoloras o de color rosa pálido, con o sin centro negro; las colonias de Shigella son incoloras o de color rosa pálido o naranja sin centro negro.
Ilustración recomendada:

http://www.kohjin-bio.co.jp/english/products/?id=1270279149-805525

En <u>Agar Skirrow</u> o similar, las colonias de Campylobacter son pequeñas y grisáceas, como gotas de agua, a veces crecen a lo largo de las estrías de inoculación.
Ilustración recomendada:

<u>http://www.kohjin-bio.co.jp/english/products/?id=1270284338-563828</u>

<u>Agar SMAC CT</u> (Mac Conkey con Sorbitol): *E. coli O157:H7* y *O104:H4*, se caracterizan por formar colonias incoloras con un centro marrón; el resto de E. coli fermentadores de sorbitol produce colonias de rosa a rojas.
Ilustración recomendada:

<u>http://www.kohjin-bio.co.jp/english/products/?id=1270279391-920277</u>

<u>Agar CIN</u>: el manitol y el rojo neutro presentes en el medio permiten diferenciar *Yersinia* por el color de las colonias, de rosas oscuras a rojas. *Y. enterocolítica*: las colonias son convexas y brillantes con el centro rojo y la periferia transparente (en "ojo de buey").
Ilustración recomendada:

<u>http://www.bacteriainphotos.com/yersinia%20enterocolitica.html</u>

<u>TCBS</u>: *V.cholerae, Vibrio alginolyticus, Vibrio fluvialis* y *Vibrio furnissii* producen colonias amarillas (sacarosa-positivas); el resto de especies se comportan en general como sacarosa-negativas, incluyendo *V. parahaemolyticus*.

Ilustración recomendada:

http://www.kohjin-bio.co.jp/english/products/?id=1270279665-242529

AYE: *C. perfringens* forma colonias grandes, opacas, que tienden a extenderse sin velo y con doble halo de hemólisis.
Ilustración recomendada:

http://www.monografias.com/trabajos73/bacteriologia-anaerobica-practica/bacteriologia-anaerobica-practica2.shtml

CCFA o similar: las colonias de *C. difficile* son amarillentas.
Ilustración recomendada:

http://atlas.microumftgm.ro/bacteriologie/bactsp/clostridium.php

4.2.3 Pruebas complementarias

A) Microscopio campo oscuro

Técnica

La microscopía de campo oscuro hace posible la observación en estado vivo de partículas y células que de otra manera estarían por debajo de los límites de resolución del microscopio óptico, aunque resulten visibles pocos detalles estructurales. La microscopia de campo oscuro ha sido ampliamente usada en el estudio de pequeñas células móviles tales como *Campylobacter* y *Vibrio*.

<u>*Valoración*</u>

Se observa al microscopio de campo oscuro bajo porta y cubreobjetos: los *Campylobacter* se podrán apreciar como espirales o en forma de S, con movimiento en sacacorchos; los *Vibrios* se podrán observar como vírgulas que se desplazan con rapidez en la misma dirección, como "bancos de peces".
Videos recomendados:

http://www.youtube.com/watch?v=AbNJxK3jzNk
http://www.youtube.com/watch?v=4TWRFF79YsM&feature=endscreen&NR=1

B) Tinción de Gram con fucsina

<u>*Técnica*</u>

Se utiliza para aquellos bacilos gramnegativos que se tiñen poco con la Safranina, como es el *Campylobacter*. Primero se ha de hacer una impronta sobre un portaobjetos y dejar secar.

A posteriori se procederá a la tinción, con la siguiente secuencia:

- o El frotis fijado con calor se tiñe un minuto con cristal violeta, se lava con agua.

- o Se cubre con solución yodada durante un minuto y se lava de nuevo con agua

- o Decolorar con mezcla de Etanol 95º alcohol etílico/ acetona, durante 30 segundos. Escurrir.

- o Cubrir con Carbol Fucsina o Fucsina básica al 0.8% durante un minuto. Lavar y secar.

<u>*Valoración*</u>

Se debe observar con el objetivo de x100 con aceite de inmersión, durante al menos 2 minutos. Se aprecian los bacilos con forma de espiral, en S o gaviota.

Ilustración recomendada:

http://www.microbelibrary.org/images/gini/campylobacter%20jejuni.jpg

C) Prueba de la oxidasa

La citocromo oxidasa es una enzima de la cadena de transporte de electrones en la ruta metabólica de obtención de energía de algunas bacterias.

La prueba consiste en añadir sobre las colonias de la placa de agar nutritivo unas gotas de reactivo oxidasa (clorhidrato de tetrametil-p-fenilendiamina al 11% en agua), si aparece una coloración azul-violeta el microorganismo es oxidasa positivo, si no aparece esta coloración es oxidasa negativo. La dan positiva: *Campylobacter*, Aeromonas, *Plesiomonas, Vibrio.*
Ilustración recomendada:

http://www.mesacc.edu/~johnson/labtools/Dbiochem/oxi.html

D) Prueba de la catalasa

La catalasa es una enzima bacteriana que desdobla el agua oxigenada en oxigeno y agua. Constituye un sistema de defensa bacteriano frente a agentes hiperoxidantes como el peróxido de hidrógeno (agua oxigenada).

Consiste en añadir sobre las colonias problema unas gotas de H_2O_2 10 vol. Si aparecen burbujas de O_2 gas el microorganismo es catalasa positiva, y si no aparecen las burbujas seria catalasa negativo. Nunca debe realizarse esta prueba en colonias sobre medios con sangre porque los eritrocitos también poseen esta actividad enzimática y podrían producirse resultados falsamente positivos. Es positiva para todas las enterobacterias, *Campylobacter, Aeromonas, Plesiomonas* y *Vibrio.*

Ilustración recomendada:

http://www.mesacc.edu/~johnson/labtools/Dbiochem/cat.html

E) Medios TSI o Kligler

El agar Triple Sugar Iron (TSI) y Kligler Iron Agar (KIA), son medios diferenciales complejos (de color rojo) compuestos por varios azúcares: 10% lactosa, (10% sacarosa, en TSI) y 1% glucosa, y un ligador que es en este caso el hierro. Tabla 5.

- o Por fermentación de azúcares, se producen ácidos, que se detectan por medio del indicador rojo de fenol, el cual vira al color amarillo en medio ácido.

- o El tiosulfato de sodio se reduce a sulfuro de hidrógeno el que reacciona luego con una sal de hierro proporcionando el típico sulfuro de hierro de color negro.

Técnica

La siembra se realiza tanto en la superficie del agar (aerobiosis) como en la profundidad de éste (anaerobiosis). Ilustración 6.

Incubación: a 35-37°C durante 24 horas, en aerobiosis.

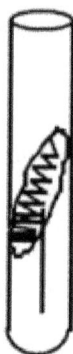

Ilustración 6. Siembra del medio TSI o Kligler

Interpretación (Tabla 5)

- o **Rojo (OH⁻) arriba/Amarillo (H⁺) abajo.** Si la bacteria metaboliza sólo la glucosa: en la superficie la utilizará por vía respiratoria, y donde la tensión de oxígeno disminuya lo suficiente, empleará una pequeña proporción por vía fermentativa. Esto generará una pequeña cantidad de ácidos que serán neutralizados por las aminas derivadas de la decarboxilación oxidativa de las proteínas. Como resultado, el medio mantendrá su color rojo en la superficie, al no haber cambiado de pH. Por el contrario, las bacterias crecidas en la profundidad emplearán desde el primer momento la glucosa por vía fermentativa, generando ácidos que no serán neutralizados, provocándose un descenso del pH y el color del medio en el fondo del tubo cambiará a amarillo.

o **Amarillo (H$^+$) todo el tubo.** Si la bacteria, además fermenta lactosa (y/o sacarosa en TSI): los ácidos producidos modificarán también el pH de la superficie del medio. Las aminas no son capaces de neutralizar la cantidad de ácidos producidos en esta fermentación, ya que la lactosa se encuentra en el medio a mayor concentración que la glucosa. El color del medio en la superficie cambiará a amarillo.

o **Rojo (OH$^-$) todo el tubo.** Si la bacteria es aerobia estricta (no fermentadora), el medio permanece de color rojo. Los azúcares son respirados, degradándose completamente hasta CO_2, que se elimina y no modifica el pH.

o **Burbujas.** Debido a la producción de gases, se rompe o eleva el agar del fondo del tubo.

o **Negro en el fondo.** Productora de SH$_2$. Algunas bacterias respiradoras anoxobiónticas son capaces de emplear el tiosulfato sodio como aceptor final de electrones en la cadena transportadora. Este compuesto se reduce a ácido sulfídrico que reacciona con el hierro Fe^{2+} presente en el medio formando un precipitado negro de sulfuro de hierro.

Ilustración recomendada:

http://www.telmeds.org/wp-content/uploads/2009/10/tsipri2.jpg

Puesto que *Y. enterocolítica* fermenta sacarosa, pero no lactosa, en TSI la reacción será amarilla-(H$^+$)-arriba/amarilla-(H$^+$)-abajo (similar a los coliformes como *E. coli* no diarregénicos), pero en Kligler, la reacción será roja-(OH$^-$)-arriba/amarilla-(H$^+$)-abajo, similar a un no fermentador de lactosa y probable patógeno. Por tanto, cuando se evalúan muestras de heces para Salmonella, Shigella y Yersinia, el Kligler es preferible al TSI.

	Lactosa	Sacarosa		Glucosa	Fe^{2+}	Agar
	SI=Kligler	TSI	Kligler	TSI=Kligler	TSI=Kligler	TSI=Kligler
	10%	10%	0%	1%	Si	Si
Metabolismo Positivo:						
Fermetador	Amarillo todo el tubo	Amarillo todo el tubo	Rojo todo el tubo	Amarillo en el fondo		
Productor SH$_2$					Negro en el fondo	
Productor gas						Burbujas
Salmonella:						
Metabolismo	Lac (−) Rojo	Sac (−) Rojo		Glu (+) Amarillo	+	+/-
Arriba/Abajo	Rojo/Amarillo					
Shigella:						
Metabolismo	Lac (−) Rojo	Sac (−) Rojo		Glu (+) Amarillo	-	-
Arriba/Abajo	Rojo/Amarillo					
Yersinia enterocolítia:						
Metabolismo	Lac (−) Rojo	Sac (+) Amarillo	Sac (?)	Glu (+) Amarillo	-	-
Arriba/Abajo	TSI: Amarillo/Amarillo					
	Kligler: Rojo/Amarillo					
***E. coli* no diarregénico:**						
Metabolismo	Lac (+) Amarillo	Sac (+) Amarillo	Sac (?)	Glu (+) Amarillo	-	-
Arriba/Abajo	Amarillo/Amarillo					

Tabla 5. Fundamento de los medios TSI y Kligler

F) Nagler test

Cl. perfringes, barati, bifermentans y *sordelli* producen una alfa lecitinasa la cual es detectada por un test de neutralización, utilizando antitoxina perfringes tipo A y B.
Ilustración recomendada:

http://www.monografias.com/trabajos73/bacteriologia-anaerobica-practica/bacteriologia-anaerobica-practica2.shtml

- o Inocule la mitad (derecha) de un plato de agar yema de huevo con la antitoxina.

- o Deje secar. Inocule el organismo a examinar en la otra mitad del plato (izquierda) libre de antitoxina y luego estriar a través del lado con antitoxina.

- o Incube anaeróbicamente por 24 a 48h a 35 ºC.

- o Examine la pérdida de la turbidez en la mitad del plato con antitoxina (derecha), lo que demuestra la neutralización de la lecitinasa; se trata de un test positivo.

4.2.4 Antibiograma

El tratamiento con antibiótico de las gastroenteritis bacterianas está limitado a casos específicos:

- o Síntomas persistentes de más de tres días.

- o Síndromes disentéricos, donde se acorta el tiempo de excreción del germen y los días de enfermedad a situaciones de invasión bacteriana sistémica.

- o Cuando se aíslan vibrios enteropatógenos, ya que no son infrecuentes las cepas resistentes.

- o En caso de colitis pseudomembranosa por *C. difficile*.

- o Personas de riesgo: inmunodeprimidos, ancianos o recién nacidos y portadores de próstesis valvular.

- o Por tanto, sólo en estos casos y preferentemente bajo solicitud del clínico por no responder al tratamiento instaurado, estaría indicado el estudio del antibiograma.

Los paneles comercializados de Gramnegativos nos permitirán el estudio de la sensibilidad antibiótica, además de la identificación bioquímica. Igualmente se puede hacer el método de difusión con discos en agar o el Epsilon test.

Cultivos especiales

Frasco con heces (sin aditivos)

A) Pruebas de migración-cultivo de larvas

El cultivo en placa de agar es la técnica más sensible y la que se recomienda. Consiste en poner una cantidad de heces recientes en una placa de agar, incubarla a 28ºC-30º C hasta 48 horas y examinarla al microscopio buscando el rastro de bacterias inoculado por las larvas en su migración.

La presencia de rastro es indicativa de parasitación por *Strongyloides* spp., *Necator* spp., *Ancylostoma* spp. o *Trichostrongylus* spp. Si se ven rastros se puede inundar la placa con agua formolada al 10%, pasar un asa de cultivo por toda la superficie (excepto donde permanece la porción de heces) para llevarse los helmintos presentes, pasar el líquido a un tubo, centrifugarlo, quedarse con el sedimento y observar al microscopio (40x). Identificar morfológicamente el o los helmintos en cuestión.

B) Cultivo de amebas

Entamoeba histolytica: el método diagnóstico de referencia es el cultivo con estudio de isoenzimas.

4.3 Pruebas de detección rápida de antígeno

Frasco con heces (sin aditivos, ni torundas) o con jugo Duodenal

A) Sangre oculta en heces

El método más utilizado en el laboratorio es el test rápido en un solo paso en placa, se trata de un test rápido inmunocromatográfico cualitativo en fase sólida que permite la determinación de hemoglobina humana oculta en heces. La presencia de hemoglobina en heces puede ser un indicador de síndromes diarréicos invasivos, así, en la infección por **Entamoeba histolytica** el examen de sangre oculta en heces es siempre positivo.

La membrana del test está sensibilizada con anticuerpos anti hemoglobina humana en la zona del test. Durante el ensayo las muestras reaccionan con el conjugado, absorbido en la membrana en la zona de carga de muestra, formando un complejo antígeno-anticuerpo-conjugado, que migra a través de la membrana cromatográficamente por capilaridad. Si la muestra tiene hemoglobina se formará una línea rosada en la zona del test indicando un resultado positivo, si no aparece dicha línea el resultado será negativo. El complejo antígeno-anticuerpo-conjugado seguirá migrando a través de la membrana hasta llegar a la zona de control, donde existen absorbidos anticuerpos anti-conjugado, formando siempre una línea rosada indicando una verificación interna del ensayo. Ilustración 7.

Procedimiento del test

- o Tomar con el tubo colector una pequeña muestra de las heces (si son sólidas) o con una pipeta (si son líquidas).

- o Agitar el tubo colector de la muestra para mezclar bien la muestra fecal con la solución de reacción.

- o Romper con cuidado la punta superior del tubo.

- o Extraer una placa de test. Invertir el tubo y en posición vertical y dispensar 5 gotas de la solución en la zona de carga de muestra.

- o Esperar entre 5 y 10 minutos para interpretar los resultados.

Interpretación de resultados

- o Resultado positivo: Aparición de dos bandas rosadas, una en la zona del test y otra en la zona control.

- o Resultado negativo: Aparición de una banda sólo en la zona control.

o Resultado incorrecto: No aparece ninguna banda rosada. Se aconseja repetir el test, si el problema persiste se debe retirar el lote en uso.

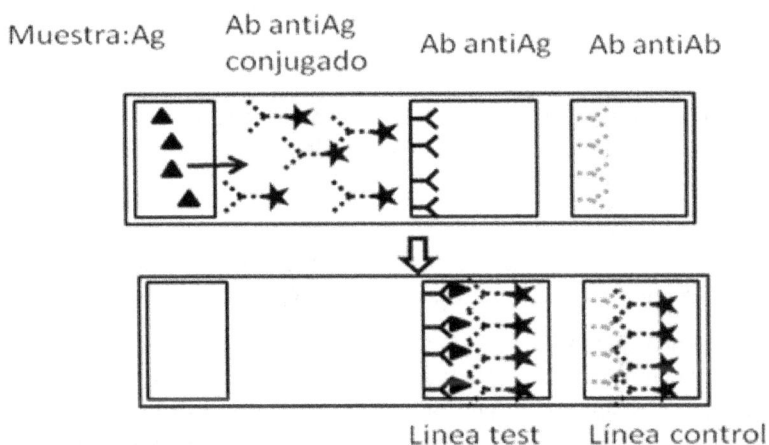

Ilustración 7. Fundamento de la técnica de Inmmunocromatografía directa

B) Parásitos

La fiabilidad diagnóstica del examen microscópico de heces en amebiasis es muy dependiente de la experiencia del microscopista y, en general, no es alta ni siquiera en laboratorios de referencia.

Entamoeba histolytica

Es morfológicamente idéntica a *E. dispar* y *E. moshkovskii*.

o Existen distintos enzimoinmunoensayos (EIA) que tienen mayor sensibilidad para su diagnóstico diferencial que el examen microscópico aunque menor que la PCR, pero tienen la ventaja de estar comercializados. Emplean anticuerpos monoclonales frente a la letina (Gal/GalNac) o frente a la serina de *E. histolytica.*

o También se están comercializando técnicas inmunocromatográficas directas (ICD), hasta el momento desarrolladas para la identificación conjunta de *E. histolytica/dispar.*

Giardia

o Enzimoinmunoanálisis. Las técnicas comerciales de ELISA-Ag de *Giardia* han supuesto una alternativa interesante al análisis microscópico seriado de las heces, ya que diferentes estudios clínicos de evaluación han mostrado que son unos métodos rápidos y con una buena relación coste-efectividad. Utilizan anticuerpos monoclonales frente al antígeno G3A 65 ó CWP1, o bien anticuerpos policlonales. Gran parte de estos métodos permiten procesar heces recientes o conservadas en formalina.

o   <u>Inmunocromatograía directa.</u> Son métodos sencillos y rápidos de realizar, y procesan muestras individuales, pero, en la mayoría de los casos, es necesario utilizar heces recientes (< 24 h), sin conservantes, o congeladas a −20 °C. Estas pruebas son muy útiles para un diagnóstico rápido, pero en los pocos estudios realizados hasta el momento han mostrado, generalmente, una menor sensibilidad que los ELISA-Ag.

o   <u>La inmunofluorescencia directa</u> (IFD) utiliza un anticuerpo monoclonal para la detección de antígenos de la membrana parasitaria, como es el GSA 65.

Cryptosporidium

o   <u>Enzimoinmunoanálisis.</u> Se ha observado variabilidad en la sensibilidad y especificidad de los diferentes sistemas comerciales de ELISA-Ag evaluados.

o   Están comercializadas pruebas <u>inmunocromatográficas</u> específicas para *Cryptosporidium* similares a las descritas para la detección de *Giardia.* Sin embargo, son las que combinan el diagnóstico de ambos parásitos simultáneamente las que resultan más interesantes en la actualidad, pues, aunque el coste es superior, suponen una buena herramienta, con sensibilidad y especificidad similares a las obtenidas para la detección individual. También existen los métodos de detección simultánea de antígenos del complejo *E. histolytica/dispar, G. intestinalis* y *Cryptosporidium,* que presentan buena especificidad y sensibilidad para los dos últimos parásitos pero variable en cuanto a la detección del complejo *E. histolytica/E. dispar.*

o   <u>Inmunofluorescencia directa.</u> La especificidad de los anticuerpos monoclonales por *Cryptosporidium* y *Giardia* se combina con la sensibilidad del ensayo de la inmunofluorescencia directa. La técnica de la inmunofluorescencia es de fácil realización y se ha demostrado que posee una sensibilidad más alta que los procedimientos de tinción tradicionales.

o   El Reactivo de Detección contiene una mezcla de anticuerpos monoclonales unidos a fluoresceína de Isotiocianato y dirigidos contra los antígenos de la pared celular de los oocitos de *Cryptosporidium* y los quistes de *Giardia* (Ilustración 8). Una muestra fecal preparada se trata con el Reactivo de Detección y la Tinción de Contraste. Los anticuerpos monoclonales se unen a los antígenos de *Cryptosporidium* y *Giardia* presentes en la muestra. Se lavan los portas para retirar los anticuerpos no unidos, se fija un cubreobjetos con Medio de Montaje y los portas se examinan utilizando un microscopio de fluorescencia en busca del color verde manzana y la morfología característica de los oocitos de *Cryptosporidium* y los quistes de *Giardia*. El material de fondo de la muestra se contratiñe de naranja suave hasta rojo.

Ilustración recomendada:

http://www.dpd.cdc.gov/dpdx/html/imagelibrary/a-f/cryptosporidiosis/body_Cryptosporidiosis_il8.htm

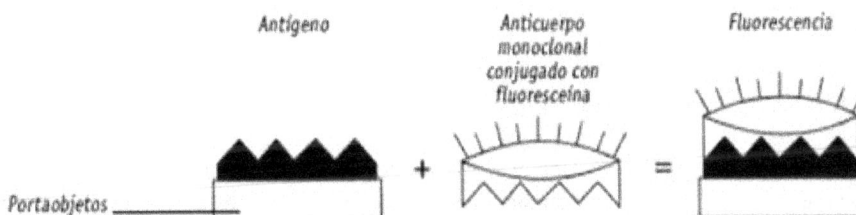

Ilustración 8. Fundamento de la técnica de Inmunofluorescencia directa

Helmintos

Para *Taenia* y *Fasciola* hay técnicas disponibles de enzimoinmunoanálisis, sin embargo aún están sólo implantadas a nivel de epidemiología, investigación y en veterinaria.

C) Bacterias

Vibrios enteropatógenos

Las aglutinaciones directas con látex, mediante los anticuerpos específicos anti-O1 y anti-O139 permiten establecer el biotipo y el serotipo, sobre las colonias asiladas en TCBS. Ilustración 8.

Salmonella

Según el antígeno somático O se clasifican en los serogrupos, vg: el grupo A es positivo para el antígeno O:2, y el grupo B positivo para los antígenos O:4 y O:5. Con los anticuerpos específicos unidos a partículas con látex, se puede confirmar el serogrupo en las colonias sospechosas si se observa la aglutinación. Ilustración 9.

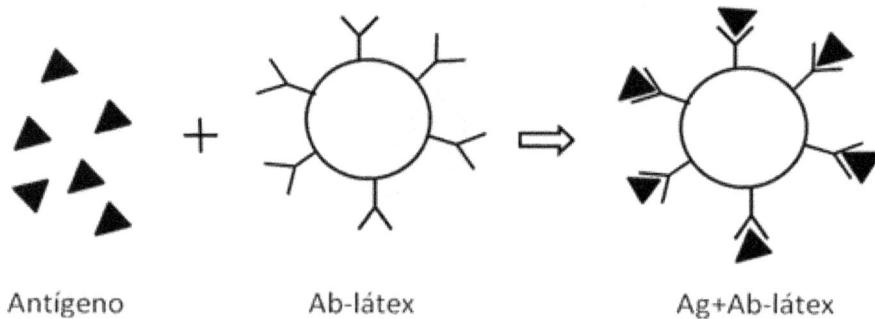

Antígeno   Ab-látex   Ag+Ab-látex

Ilustración 9. Fundamento de la técnica aglutinación directa con látex

Escherichia coli

Detección de antígenos estructurales

Aglutinaciones directas con látex: Una vez identificadas las colonias no fermentadoras del sorbitol como *E. coli*, se procede a aglutinar con anticuerpos específicos para O157. Ilustración 9.

Existen métodos de EIA para la detección del antígeno O157:H7 directamente en las heces que tienen buena sensibilidad y especificidad. Ilustración 10.

- o   Anticuerpos de captura específicos para *E. coli* O157 adsorbidos a la superficie del pocillo.

- o   Si la muestra contiene *E. coli* O157, los anticuerpos capturan la bacteria. El material que no se adhiere o lo hace en forma inespecífica, es removido con los lavados.

- o   El sándwich se completa con la adición de un conjugado (anticuerpos conjugados con una enzima) específico para *E. coli* O157.

- o   La presencia de *E. coli* O157 se manifiesta cuando el conjugado convierte el substrato agregado a color verde.

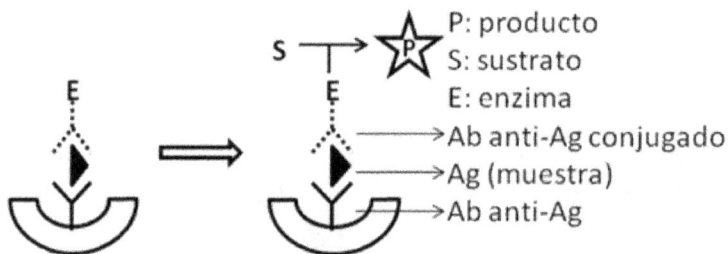

P: producto
S: sustrato
E: enzima
Ab anti-Ag conjugado
Ag (muestra)
Ab anti-Ag

Ilustración 10. Fundamento de la técnica Enzimoinmunoanálisis sándwich

Toxinas

Los *E. coli* ECEH son productores de dos tipos de verotoxinas VT1 (o Stx1) y VT2 (o Stx2).

- o Se dispone de técnicas comerciales de <u>enzimoinmunoanálisis (EIA)</u> para la detección de los dos tipos de toxinas directamente en las heces o mejor después de un enriquecimiento en caldo. Ilustración 10.

- o También hay disponible una técnica rápida de <u>inmunocromatografía (ICT)</u>. Ilustración 7.

    - o El ensayo funciona correctamente si al cabo de 20 minutos aparece una línea de color claramente rojo en la zona de control.

    - o La muestra es positiva si en una de las zonas de ensayo, así como en la zona de control, aparecen líneas claramente rojas después de 20 minutos.

        - Línea roja en la zona de ensayo 1: la muestra es productora de Stx1.

        - Línea roja en la zona de ensayo 2: la muestra es productora de Stx2.

        - Dos líneas rojas, una en cada zona de ensayo: la muestra es productora de Stx1 y Stx2.

    - o La muestra es negativa si después de 10-15 minutos no aparece ninguna línea en las zonas de ensayo 1 y 2, y la zona control presenta una línea claramente roja.

Staphylococcus aureus

El diagnóstico de las toxiinfecciones alimentarias (*Staphylococcus aureus*, *Clostridium perfringens* y *Bacillus cereus)* se basa, fundamentalmente, en la detección de las enterotoxinas en los alimentos y/o en las heces; también son aplicables a aislamientos de las cepas a partir del cultivo, para determinar su toxigenicidad.

A *S. aureus* se le atribuyen cinco tipos serológicos distintos de enterotoxinas (A, B, C, D y E) subdividiendose el tipo C en tres subtipos (C_1, C_2 y C_3).

Existen pocos métodos comerciales de detección directa para <u>enterotoxinas</u> de *S. aureus*:

- o Uno de ellos (SET-RPLA. OXOID) detecta las enterotoxinas A, B, C y D mediante la técnica de <u>aglutinación pasiva reversa por látex</u>. La prueba se lleva a cabo en placas de microtitulación con pocillos en "V". Se hacen diluciones de la muestra a estudiar, se añade un volumen de la suspensión de látex apropiada a cada pocillo y se mezcla el contenido. Si las enterotoxinas están presentes tendrá lugar la aglutinación y se formará una capa difusa lechosa sobre la base del pocillo. Si por el contrario, las enterotoxinas están ausentes, se observará un punto blanco compacto en la base del pocillo. Los resultados obtenidos son semi-cuantitativos y se valoran de una a tres cruces. Ilustración 11. El tiempo de incubación de la técnica es de 24 horas.

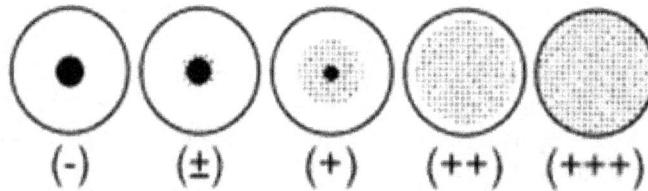

Ilustración 11.Titulación de enterotoxinas mediante Aglutinación pasiva reversa por látex

○   Existe también otro método de detección de directa (Staphylococcal enterotoxin visual immunoassay. Tecra) mediante una técnica de EIA. El tiempo de incubación de esta técnica es de unas 4 horas. Ilustración 10.

Bacillus cereus

Existen dos tipos diferentes de enterotoxinas producidas por *B. cereus*: Las enterotoxinas termolábiles que provocan diarrea y las toxinas eméticas que son termoestables.

Igualmente existen pocos métodos comerciales de detección directa de enterotoxina:

○   Uno de ellos (BCET-RPLA. OXOID) sirve para la detección de la enterotoxina que produce diarrea mediante la técnica de aglutinación pasiva reversa por látex. Ilustración 11.

○   Existe también otro método de detección de antígeno (*Bacillus* diarrhoeal enterotoxin visual immunoassay. Tecra), mediante técnica de EIA. El tiempo de incubación de esta técnica es de unas 5 horas. Ilustración 10.

Clostridium perfringens

C. perfringens tipo C es productor de la toxina beta de acción necrotizante, mientras que *C. perfringens* del tipo A libera una enterotoxina termolábil citotóxica responsable de un cuadro diarreico benigno.

El método diagnóstico de *C. perfringens* más adecuado es la detección de la enterotoxina en las heces que puede realizarse mediante:

○   Cultivo tisular en células Vero con anticuerpos neutralizantes para inhibir los efectos citopáticos.

○   Técnicas de detección de antígeno del tipo de EIA. Ilustración 10.

○   Aglutinación pasiva reversa por látex (PET-RPLA. OXOID, Ilustración 11) que detecta la enterotoxina producida por *C. perfringens* tipo A. Los límites de detección de la toxina mediante esta técnica se sitúan entre 2-4 ng por gramo de muestra. Es más sensible y reproducible que los estudios de citotoxicidad celular y resulta más simple que otras técnicas de EIA.

Clostridium difficile

C. difficile actúa mediante la enterotoxina A (TcdA) y la citotoxina B (TcdB).

Existe una gran variedad de métodos de detección directa para realizar el diagnóstico de la infección por *C. difficile*, y en su selección hay que tener presente que el diagnóstico de esta infección ha de ser lo más rápido posible. Además, la heces deben ser líquidas y recién recogidas, si no, deben congelarse a -20ºC hasta su estudio.

- o Detección de antígeno no específico. Consiste en la detección de la glutamato dehidrogenasa (GHD), enzima producida por todas las cepas de *C. difficile* (toxigénicas o no), mediante un test de aglutinación con partículas de látex (Ilustración 11); los resultados positivos corresponden a la detección de cepas de *C. difficile* no toxigénicas que con relativa frecuencia se encuentran en las heces. Por este motivo los resultados positivos de este test requieren la posterior realización de otras pruebas.

- o Test de citotoxicidad. Este método se basa en la inoculación de una suspensión de un filtrado de heces en un cultivo celular y en la observación del efecto citopático que se produce a las 24-48 horas y que consiste en un redondeamiento de las células de las líneas que se utilizan (Vero, Hep2, fibroblastos, CHO y HeLa). La confirmación del resultado se obtiene mediante la repetición de la prueba con la adición de un antisuero específico frente a las toxinas. A pesar de la buena sensibilidad y especificidad del test, este método puede presentar algunos inconvenientes (efectos citopáticos inespecíficos, laborioso...). Debe emplearse como prueba confirmatoria, pero no parece útil en los laboratorios convencionales.

- o Técnicas de EIA. Ilustración 10.

    - o La mayoría de los EIA convencionales utilizan anticuerpos monoclonales antitoxina A para la detección exclusiva de dicha toxina y se presentan como tests manuales excepto uno, (VIDAS system. BioMerieux-Vitek) que está automatizado. Son muy específicos, pero algo menos sensibles que el test de citotoxicidad. Es aconsejable utilizar técnicas de EIA que detecten ambas toxinas A y B.

    - o Muy recientemente se ha desarrollado un EIA de flujo horizontal para detectar las toxinas A y B de *C. difficile* (Immuno Card Toxinas A y B. Meridian. Bioscience. Europe). Este test tiene una buena sensibilidad y especificidad, y además es rápido.

El método óptimo para realizar el diagnóstico de la infección por *C. difficile* es realizar simultáneamente la detección de toxinas mediante EIA y el cultivo de heces en CCFA. En los casos en los que el resultado de la detección de toxinas sea negativo y se aíslen colonias de *C. difficile* hay que realizar la determinación de la toxigenicidad de la cepa aislada mediante el test de citotoxicidad o mediante EIA.

D) Virus

Los métodos más asequibles y rápidos, y a la vez suficientemente sensibles y específicos en el diagnóstico de las infecciones víricas intestinales son los métodos inmunológicos que permiten la detección de antígenos víricos en las heces. Estos son los métodos más empleados por la mayoría de los laboratorios. En la actualidad se dispone de métodos de ICD, técnicas de EIA convencional, técnicas de EIA de membrana y técnicas de aglutinación de partículas de látex para distintos virus entéricos.

En muchos laboratorios se tiene protocolizada, tal y como recomienda la SAMPAC, la detección de rotavirus y adenovirus entéricos en menores de dos años con heces líquidas, especialmente recomendable en los meses invernales en nuestra zona geográfica.

Rotavirus

Existe una amplia variedad de inmunoensayos comercializados para la detección de antígenos de rotavirus del grupo A en las heces, la mayoría de ellos con valores de sensibilidad y especificidad superiores al 90%. Las técnicas de EIA convencionales se consideran los métodos de referencia, pero, es recomendable recurrir a un método rápido como la ICD, un EIA de membrana o la aglutinación de partículas de látex. No obstante, las muestras positivas deberían ser confirmadas con un ELISA de captura o una técnica de RT-PCR.

- o   Técnicas de inmunocromatografía. Actualmente existen comercializadas numerosas técnicas inmunocromatográficas (ICD) para la detección de antígeno de rotavirus sólo o frecuentemente en combinación con la detección de antígenos de adenovirus en las heces. La prueba se realiza mediante un dispositivo que contiene un pocillo para dispensar la muestra, donde se mezcla con un conjugado constituido por microesferas de poliestireno de diferentes colores unidas respectivamente a anticuerpos monoclonales anti-rotavirus y anti-adenovirus, una zona de prueba con una membrana de cromatografía con un anticuerpo monoclonal anti-rotavirus y un anticuerpo monoclonal anti-adenovirus fijados, y una zona de control con un anticuerpo policlonal anti-IgG de ratón. Ilustración 7.

  En la membrana aparecerán unas bandas coloreadas indicando si la prueba es positiva o negativa y cuál es el antígeno detectado. Como limitación a la especificidad de estas técnicas inmunocromatográficas, se ha observado que en algunos casos la presencia de sangre en las heces puede originar resultados falsos positivos.

- o   Técnicas de EIA. Los enzimoinmunoensayos realizan la detección cualitativa de antígeno de rotavirus en heces. Estas técnicas pueden ser consideradas semi-cuantitativas, ya que aportan cierta información sobre la cantidad de antígeno vírico excretado por las heces en comparación con las otras técnicas antigénicas en las que el resultado sólo es cualitativo. Ilustración 10.

- o   Técnicas de EIA de membrana. Son métodos cualitativos, rápidos y fáciles de realizar que se presentan en pruebas individualizadas. Para su realización se requiere un equipamiento mínimo y el resultado, que se lee visualmente, se obtiene en menos de 30 minutos.

Adenovirus

Detección de antígeno de adenovirus (género / Adenovirus 40 y 41). El diagnóstico habitualmente se realiza por métodos de inmunocromatografía, aglutinación de partículas de látex, y EIA. (Ilustraciones 7, 9 y 10).

Norovirus

Existen dos métodos de enzimoinmunoanálisis (EIA) comercializados para el diagnóstico de norovirus: (ilustración 9)

○ RIDASCREEN ® Norovirus (R-Biopharm).

○ IDEIA® Norovirus (Oxoid, Thermo Fisher Scientific). Este método muestra una reactividad más amplia, detectando una mayor variedad de genotipos.

En todos los casos se recomienda confirmar los resultados del EIA por RT-PCR. La escasa sensibilidad de los métodos EIA hace que sean poco eficaces en el diagnóstico de casos esporádicos de gastroenteritis, pero sí tienen aplicación en el estudio de brotes epidémicos de los que se disponga un número amplio de muestras (al menos 5-10) procedentes de individuos afectados.

Astrovirus

Detección de antígenos de astrovirus

○ IDEIA® Astrovirus, Oxoid: basado en anticuerpos monoclonales y policlonales frente a antígenos conservados de la cápside vírica.

○ TYPE-EIA: basado en anticuerpos monoclonales frente a los distintos serotipos para capturar los antígenos y un anticuerpo monoclonal reactivo de grupo (8E7) como anticuerpo detector.

4.4 Técnicas de biología molecular

Frasco con heces (sin aditivos, ni torundas)

A) Parásitos

○ ***Entamoeba histolytica*** es morfológicamente idéntica a *E. dispar* y *E. moshkovskii*. Para su diferenciación se pueden utilizar técnicas de detección de antígeno, de Reacción en Cadena de la Polimerasa (PCR), que determina la subunidad pequeña de ARNr.

○ Los huevos de ***Taenia saginata*** y ***T. solium*** son idénticos morfológicamente. Para la identificación de la especie se puede realizar PCR.

B) Bacterias

Escherichia coli

Una vez identificadas como *E. coli* las colonias sospechosas, se pueden detectar los diversos patotipos de *E. coli* diarreagénicas mediante la detección de los genes que codifican los diversos factores de virulencia:

- ○ ECET. Los genes lt y st, codifican las toxinas termolábil y termoestable, respectivamente.

- ○ ECEA. El gen aat codifica una proteína transportadora que se localiza en un plásmido (CVD432). Y el gen stx2 se ha detectado en el *E. coli* O104:H4 productor de la toxina Shiga del tipo 2.

Sin embargo, la identificación de estos tipos de *E. coli* queda fuera de la práctica rutinaria de la mayoría de laboratorios, aunque en aquellos con un elevado número de pacientes con diarrea del viajero es aconsejable su implementación.

C) Virus

Rotavirus

Es necesario extraer previamente los ácidos nucleicos de la muestra para proceder a la reacción de transcripción inversa (en caso de virus con genoma ARN) y a la PCR. Las técnicas de <u>extracción de ácidos nucleicos</u> de las heces más aconsejables son:

- ○ Extracción con silica e isotiocianato de guanidinio.
- ○ El reactivo Trizol (Invitrogen).
- ○ La silica magnética, aplicando el sistema NucliSens EasyMAG (BioMérieux).
- ○ El kit QIAamp Viral RNA Mini Kit (Qiagen), para detección de virus con genoma de ARN.
- ○ El empleo de sistemas automatizados de extracción de ácidos nucleicos (como MagNa Pure LC de Roche Diagnostics) es una excelente opción.

Las técnicas moleculares de <u>transcripción inversa seguida de PCR convencional (RT-PCR)</u> se han generalizado como métodos de detección de rotavirus en heces, utilizando cebadores específicos de los segmentos génicos que codifican las proteínas VP6, VP7 y VP4. Se trata de métodos "in house" (caseros) que requieren la visualización de los productos amplificados en geles de agarosa teñidos con bromuro de etidio y que posteriormente permiten además la identificación de los genotipos detectados mediante la realización de reacciones de PCR multiplex semi-anidadas y/o por secuenciación de los amplicones. Estas técnicas mejoran la sensibilidad de los métodos inmunoenzimáticos, aunque no proporcionan información cuantitativa.

En los últimos años se han desarrollado instrumentos y técnicas de <u>PCR a tiempo real</u> que detectan y cuantifican la concentración de virus en la muestra. Además todo el análisis se realiza en un solo tubo y se reduce el tiempo necesario para disponer de los resultados.

Adenovirus

Se puede realizar PCR con oligonucleótidos específicos, tanto PCR convencional como a tiempo real. Otros métodos de caracterización de adenovirus entéricos son el análisis de polimorfismo de fragmentos de restricción (RFLPs), la hibridación en *dot-blot*, y la secuenciación de los productos amplificados.

Para la extracción del ácido nucleico (ADN) de las heces, es aconsejable el kit QIAamp DNA stool Mini Kit (Qiagen).

Norovirus

o El diagnóstico de las infecciones por norovirus se realiza principalmente por <u>RT-PCR</u>, que se considera actualmente el método de referencia. Se han descrito muy diversos pares de cebadores (*primers*) para amplificar secuencias diana, generalmente del gen de la ARN polimerasa vírica, aunque también del gen de la cápside. La posterior secuenciación de los amplificados obtenidos permite identificar el genogrupo (I o II) y el genotipo de la cepa de norovirus detectada (GI.1 a GI.8 y GII.1 a GII.17).

o El empleo de la <u>RT-PCR a tiempo real</u> cuantitativa se ha generalizado últimamente en laboratorios que procesan elevados números de muestras.

Astrovirus

Se han desarrollado distintos métodos de RT-PCR para diagnosticar infecciones por astrovirus. Para aumentar la sensibilidad de la RT-PCR se ha combinado el aislamiento en cultivo celular con la RT-PCR, con buenos resultados. Existen también comercializados métodos de RT-PCR para diagnóstico de calicivirus y astrovirus (Argene).

Sapovirus

Hasta el momento no existen métodos inmunológicos comercializados para el diagnóstico de las infecciones por sapovirus, por lo que el diagnóstico debe realizarse por técnicas de <u>RT-PCR,</u> con cebadores específicos de sapovirus o con cebadores comunes a norovirus y sapovirus. Existe un par de cebadores (p289 y p290) que detectan simultáneamente rotavirus, norovirus y sapovirus en muestras clínicas. Los genotipos de las cepas se determinan habitualmente por secuenciación de regiones amplificadas del gen de la ARN polimerasa y del gen de la cápside.

Capítulo 5

Diagnóstico microbiológico indirecto: Serología

Tubo con gel separador, con suero

Entamoeba histolytica

En los abscesos amebianos el examen microscópico tiene una baja sensibilidad por lo que se recomienda analizar el material del absceso por PCR para *E. histolytica* y realizar estudio serológico. Los anticuerpos anti-*E. histolytica* se detectan a partir de la primera semana en más del 90% de pacientes con infección invasiva (extraintestinal). Pueden permanecer elevados durante meses o incluso hasta 10 años después de la curación, lo que complica el diagnóstico en pacientes provenientes de países endémicos, al no poder distinguir entre infección actual o infección pasada en muchos casos. En recién nacidos, los anticuerpos maternos desaparecen a los 3 meses, por lo que si persisten puede indicar enfermedad activa. Se han desarrollado y comercializado diferentes métodos de detección de anticuerpos con diferente sensibilidad y especificidad: hemaglutinación indirecta (HAD), aglutinación con látex, fijación de complemento (Fc), inmunofluorescencia indirecta (IFI), enzimoinmunoanálisis (ELISA).

Giardia lamblia

Se usa la inmunofluorescencia indirecta (IFI), especialmente útil para el cribado en población infantil y para confirmar la curación.

Strongyloides stercoralis

La demostración de anticuerpos anti-*Strongyloides* se utiliza como prueba de cribado o como complemento al diagnóstico. Utilizada junto con el nivel de eosinofilia puede ser útil para monitorizar el tratamiento, ya que el nivel de anticuerpos disminuye después de 6 meses del tratamiento eficaz y puede negativizarse en 12-24 meses. Existen varios enzimoinmunoanálisis comercializados, tienen un alto valor predictivo negativo y su sensibilidad es buena aunque disminuye en pacientes con neoplasias hematológicas y en infecciones por el virus HTLV-1. Se suelen producir reacciones cruzadas en parasitaciones por filarias, *Anisakis* spp., *Toxocara* spp. y otros nematodos.

Contenedor-muestra	Microorganismo buscado	Procedimiento
Frasco estéril-Jugo Duodenal	Giardia y S. Stercoralis	Fresco
	Coccidios	Microscopio UV Tinción Kinyoun
	Microsporidios	Microscopio e⁻ Tinción Weber
	Giardia y *Cryptosporidium*	EIA, ICD, IFD
Portaobjetos con celo y material perianal	*Enterobius vermicularis*	Test de Graham
Frasco estéril con SAF, FOR + PVA o MIF + PVA- Heces	Protozoos y Helmintos	Obs. Macroscópica Obs. Microscópica Fresco Concentración por sedimentación
	Coccidios	Microscopio UV Tinción Kinyoun
	Microsporidios	Microscopio e⁻ Tinción Weber
Frasco estéril con Heces (Torunda con Cary blair-Heces)		Obs. Macroscópica Obs. Microscópica Fresco
	Bacilos Gramnegativos	MacConkey o EMB
	Salmonella, Shigella	Hekt., XLD o SS... + Selenito F...
	Salmonella	Látex: Ag O2, O4, O5.
	Campylobacter	Skirrow, Butzler, Preston o CCDA
	E. coli diarregénicas	
	E. coli: ECEA, ECEH	MacConkey sorbitol
	E. coli ECEH	Látex: Ag O157:H7. EIA
	Toxinas ECEH: VT1, VT2	EIA, ICT
	E. coli ECEA	Genes aat y stx2
	E. coli ECET	Genes lt y st

Tabla 6. Resumen de los procedimientos específicos del laboratorio de Microbiología para las muestras recepcionadas de infecciones gastrointestinales

Contenedor-muestra	Microorganismo buscado	Procedimiento
Frasco estéril con Heces (Frasco estéril con Agua peptona alcalina -Heces)	Yersinia	CIN o Schiemann
	Aeromonas	CIN o Ryan
	Plesiomonas	CIN o Agar con bilis, inositol y verde brillante
	Vibrio	Agua peptona alcalina, TCBS
		Látex: Ag O1, O139.
	C. perfringens	AYE
	Toxinas C perfringens: enterotoxina, tx. emética	Citotoxicidad, RPLA
	C. difficile	CCFA
		RPLA
	Toxinas C. difficile: enterotoxina A, citotoxina B	Citotoxicidad, EIA
	Toxinas S.aureus: A, B, C$_1$, C$_2$ y C$_3$, D, E	RPLA, EIA
	Toxinas B cereus: α, ß, ε, ι	RPLA, EIA
	Gérmenes invasivos	Sangre oculta
	Larvas helmintos, Amebas	Cultivo
	E. histolytica	EIA, ICD, PCR
	Giardia y *Cryptosporidium*	EIA, ICD, IFD
	Taenia	PCR
Frasco estéril - Heces	*Rotavirus* *Adenovirus* *Norovirus* *Astrovirus* *Saprovirus*	Ag: ICD, EIA, EIA mb, Látex Moleculares: 1) Extracción AN 2) RT-PCR, PCR-t real, RFLPS, dot-blot...
Tubo con suero	*E. histolytica*	HAD, Látex, Fc, IFI, ELISA
	G. lamblia	IFI
	S. stercoralis	ELISA

Tabla 6 continuación. Resumen de los procedimientos específicos del laboratorio de Microbiología para las muestras recepcionadas de infecciones gastrointestinales

Capítulo 6

Informe de los resultados

Es necesario que cada laboratorio informe previamente a los diferentes servicios peticionarios de los enteropatógenos que busca de forma rutinaria en las heces. Si no se encuentra ninguno de los buscados rutinariamente se informará como: "no se aíslan enteropatógenos". En el caso de solicitud específica de algún enteropatógeno no buscado de forma rutinaria se deberá informar específicamente también tanto ante un resultado positivo como negativo.

Si el coprocultivo nos muestra una alteración de la microbiota intestinal, por la presencia mayoritaria de un microorganismo que generalmente está en poca o inapreciable proporción, aunque no sea un agente enteropatógeno, se habrá de informar como Disbacteriosis. Este será el caso del crecimiento mayoritario de levaduras, *Pseudomonas*, o cocos grampositivos.

Puesto que no podemos asegurar que cualquier aislamiento de Aeromonas obtenido de heces esté ligado a la producción de patología, si el diagnóstico ha sido positivo, deberíamos añadir un comentario adicional para indicar que estos microorganismos han sido asociados a la producción de gastroenteritis, de modo que el médico pueda valorar el hallazgo microbiológico en función de la clínica que presenta el paciente.

De las enfermedades de transmisión alimentaria son de declaración obligatoria el botulismo, cólera, disentería bacilar, fiebre tifoidea y paratifoidea, la toxiinfección alimentaria y la triquinosis. El brote epidémico es el que tiene mayores implicaciones y mayor relevancia en salud pública. No obstante, un caso único sospechoso de botulismo, intoxicación paralítica por mariscos u otra afección rara, o bien un caso de una enfermedad que claramente se relacione con el consumo de un alimento, debe considerarse como un brote y justifica una investigación epidemiológica. El microbiólogo o el responsable de Prevención del centro han de enviar por escrito una encuesta epidemiológica de la infección a declarar a la Red Nacional de Vigilancia Epidemiológica.

Las técnicas de detección de antígenos (EIA en distintos formatos, ICD, aglutinación de látex) para virus entéricos se interpretarán en sentido cualitativo en términos de positivo o negativo. En los ensayos de EIA se consideran positivas las muestras con un valor de absorbancia tantas veces superior al del control negativo como indique el fabricante. Siempre se deben incluir el control positivo y el negativo para validar la técnica. Las técnicas de RT-PCR convencionales se interpretan mediante la lectura en gel de agarosa de las bandas correspondientes a los amplicones específicos, calculando su tamaño con la ayuda del marcador de pesos moleculares. La confirmación absoluta de la identidad de cada amplicón debe obtenerse mediante secuenciación de los productos de PCR, que además constituye un procedimiento para caracterizar el genotipo de las cepas.

La interpretación de los resultados de los métodos inmunológicos para detección de antígenos deberá hacerse siguiendo las indicaciones del fabricante del procedimiento (punto de corte de los métodos de EIA, etc.). Todos los resultados positivos deberán en principio informarse como indicativos de la presencia del virus detectado en la muestra, a no ser que deban confirmarse por un método con mayor especificidad. Los resultados obtenidos con técnicas consideradas de cribado (inmunocromatografía, látex) deberían ser confirmados por un EIA de captura o por una técnica molecular. En condiciones óptimas, los resultados de las técnicas de PCR deberían confirmarse por hibridación con sondas específicas (Southern blot) o por secuenciación de los amplificados.

Existen infecciones por virus entéricos clínicamente sintomáticas y asintomáticas, por lo que es posible la detección de un virus patógeno intestinal en ausencia de sintomatología. Es también factible el aislamiento de más de un virus distinto, pues son posibles las infecciones mixtas, sobre todo como consecuencia de una transmisión hídrica o por alimentos contaminados de la infección. En estos casos también son posibles las infecciones mixtas por patógenos bacterianos y víricos.

En los brotes epidémicos se considera necesario demostrar la presencia del mismo agente en al menos un 50% de las muestras analizadas para poder atribuirle la etiología del brote.

Capítulo 7

Bibliografía

Agencia española de Seguridad Alimentaria y Nutrición. (22-03-2011). *Informe anual sobre zoonosis y brotes de enfermedades de transmisión alimentaria en la Unión Europea para 2009.* Disponible en: http://www.aesan.msc.es/AESAN/web/punto_focal_efsa/detalle/informe_zoonosis.shtml

Aguirre, H. (2007). Diarreas. *Revista médica Hipócrates*, Mayo-Junio 2007.

Amorín, M., Schelotto, F., & Gadea, M. *Gastroenteritis*. 10, 163-187.

ARUP Laboratories. (2006-2011). Revised 5/16/2011. Disponible en: http://www.arupconsult.com

Botero, D. (1998). *Parasitosis humanas* (3ª Ed.). Colombia: Corporación para investigaciones biológicas.

Caballero, E. *Bacteriología anaeróbica práctica*. República de Panamá.

Cercenado, C. & Cantón, R. (2003-2011). *Procedimientos en Microbiología Clínica* (2ª Ed.). SEIMC. Disponible en: http://www.seimc.org/documentos/protocolos/microbiologia/

Coprocultivo. Protocolos de SAMPAC (2005). Fecha: 30 Marzo, 2005. Disponible en: http://www.sampac.es/index.sw?mod=noticias&noticia=51

Del Rey Calero, J. (2003). *Toxiinfecciones alimentarias emergentes*. Monografía de la Real Academia Nacional de la Farmacia.

Fuentes, I., Gutiérrez, M. J. & Gárate, T. (2010). Diagnóstico de las parasitosis intestinales mediante detección de coproantígenos. *Enfermedades Infecciosas y Microbiología Clínica*, 28(Supl 1), 33-39.

Instituto nacional de enfermedades infecciosas. *IX Curso de metodología en el diagnóstico de enteroparásitos*. Argentina, octubre 2010.

Instrucciones de uso de sangre oculta en heces. Casa comercial Bimclinic y Cer Test.

Laboratory Identification of Parasites of Public Health Concern. DPDx-CDC. Disponible en: http://www.dpd.cdc.gov/dpdx/Default.htm

Lavign, J. P., Tiene, B., Jeandrot, A., & Lechiche, C. (ene./mar. 2008). *Toxiinfecciones alimentarias colectivas (TIAC)*. Acta bioquímica clínica latinoamericana, 42(1), 79-87. Disponible en: http://www.scielo.org.ar/scielo.php?script=sci_arttext&pid=S0325-29572008000100011&lng=es.

Oficina del Libro FEFMUR. (2006). *Temas de Bacteriología y Virología Médica* (2ª Ed.). Universidad de la República Facultad de Medicina.

Organización Mundial de la Salud (1992). *Métodos básicos de laboratorio en parasitología médica*. Parte 1 y 2. Publicación 9243544101. Ginebra.

Poutanen, S. M., & Simor, A. E. (2004). Clostridium difficile-associated diarrhea in adults. *Canadian Medical Association Journal (CMAJ)*, 171(1), 51-58. http://dx.doi.org/10.1503/cmaj.1031189

Rivas, M., Leotta, G., & Chinen, I. (2008). *Manual de Procedimientos. Diagnóstico y caracterización de Escherichia coli O157 productor de toxina Shiga a partir de alimentos*. WHO Global Salm Surv. Disponible en: http://fos.panalimentos.org/LinkClick.aspx?fileticket=TwcRc9zNKlk%3D&tabid=783&mid=1713&language=en-US

Servicio Fisiopatogenia, INEI-ANLIS "Dr. Carlos G. Malbrán". (21 Junio de 2011). *Actualización del Brote de STEC O104:H4 de Alemania. Características de las cepas y propuesta diagnóstica*.

Sirok, A., Le Pera, V., & Sandín, D. *Agentes virales de gastroenteritis*. 29, 519-533.

Torres, M. *Interacciones huésped-parásito. Flora normal*. 7, 115-121.

Valdés-Dapena Vivanco, M. *Enterobacterias*. 26.

Vila, J., Álvarez-Martínez, M. J., Buesa, J. & Castillo, J. (2009). Diagnóstico microbiológico de las infecciones gastrointestinales. *Enfermedades Infecciosas y Microbiología Clínica*, 27(7), 406-411. http://dx.doi.org/10.1016/j.eimc.2008.11.009

Ilustraciones recomendadas

http://www.dpd.cdc.gov/dpdx/Default.htm
http://www.bioone.org/
http://www.socalemi.org/

http://www.kohjin-bio.co.jp/english/
http://www.bacteriainphotos.com/bacteria%20photo%20gallery.html
http://atlas.microumftgm.ro/

http://www.microbelibrary.org/
http://www.mesacc.edu/~johnson/labtools.html
http://www.telmeds.org/

Sobre los autores del libro

Mª José López García

Doctora en Farmacia
Facultativa especialista en Análisis Clínicos
Agencia Sanitaria Alto Guadalquivir
lopezmjose.68@gmail.com

Marta Cárdenas Povedano

Técnico Especialista de Laboratorio
Hospital de Montilla
Agencia Sanitaria Alto Guadalquivir
martacar22@gmail.com

Antonia Osuna Molina

Técnico Especialista de Laboratorio
Hospital Virgen del Rocío. Sevilla
Servicio Andaluz de Salud
tonipillin@hotmail.com

Sobre el revisor del libro

José Miguel Aguilar Bénitez

Licenciado en Ciencias Biológicas.
Facultativo especialista en Microbiología y Parasitología clínica.
Facultativo especialista en Análisis Clínicos.
FEA análisis clínicos y responsable de los laboratorios de los hospitales de alta resolución de Alcalá la Real y Alcaudete.
Agencia sanitaria Alto Guadalquivir.
jmaguilar@ephag.es

www.ingramcontent.com/pod-product-compliance
Lightning Source LLC
Chambersburg PA
CBHW051231200326
41519CB00025B/7327